现代医学检验与临床应用

陈慧芹　高新蕾　孙东明　徐纪文　主编

U0370197

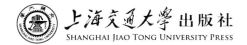

上海交通大学 出版社

SHANGHAI JIAO TONG UNIVERSITY PRESS

内容提要

本书开篇讲述了临床检验标本的采集方法；随后从临床实用的角度出发，紧密结合当前检验学发展的现状及趋势，系统阐述了医学检验所涉及的相关操作步骤、注意事项、临床诊断意义等，详细介绍了红细胞检验、白细胞检验、输血检验、尿液检验、粪便检验等临床常用检验项目。本书适合广大检验科医师在临床工作中进行翻阅，以及临床医师在选择检验项目、解读检验结果时参考使用，同时也适合检验专业的本、专科学生学习使用。

图书在版编目（CIP）数据

现代医学检验与临床应用 / 陈慧芹等主编. --上海 ：
上海交通大学出版社，2022.9
ISBN 978-7-313-26439-8

Ⅰ．①现… Ⅱ．①陈… Ⅲ．①临床医学－医学检验
Ⅳ．①R446.1

中国版本图书馆CIP数据核字（2022）第156567号

现代医学检验与临床应用
XIANDAI YIXUE JIANYAN YU LINCHUANG YINGYONG

主　　编：陈慧芹　高新蕾　孙东明　徐纪文
出版发行：上海交通大学出版社　　　　　　地　　址：上海市番禺路951号
邮政编码：200030　　　　　　　　　　　　电　　话：021-64071208
印　　制：广东虎彩云印刷有限公司
开　　本：710mm×1000mm 1/16　　　　　经　　销：全国新华书店
字　　数：226千字　　　　　　　　　　　　印　　张：13
版　　次：2022年9月第1版　　　　　　　　插　　页：2
书　　号：ISBN 978-7-313-26439-8　　　　印　　次：2022年9月第1次印刷
定　　价：198.00元

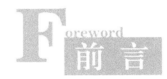
前　言

　　医学检验学是一门多学科交叉的应用技术学科,涉及了临床医学、基础医学、医学物理学、生物化学、遗传学、血液学、细胞学等多个学科的内容。近年来,随着分析技术的飞速发展和临床研究的不断深入,检验技术和设备不断更新,检验项目不断增加,临床实验室诊断的特异性、灵敏度和准确度也有了很大的提高,医学检验在疾病的预防、诊断、疗效观察和判定预后等方面发挥了越来越重要的作用。这也对医学检验工作者提出了更高的要求,检验人员需要时时关注新知识,更新旧观念;不但要熟悉检验技术,选择最直接、最有效、最合适的检验项目和方法,而且要加强与临床医护人员的沟通,全面正确解读检验结果,做出合理的医学决策。为了帮助检验工作者跟上医学科技发展的步伐,更加充分有效地应用检验新技术、新方法、新项目,我们特别组织了具有丰富检验工作经验的医师,在结合国际最新相关文献资料的基础上,编写了《现代医学检验与临床应用》一书。

　　本书从实用的角度出发,首先说明了临床检验标本的采集方法;然后详细介绍了红细胞检验、白细胞检验、输血检验、尿液检验、粪便检验、生物化学检验、病毒学检验、细菌学检验的检验原理、检验方法、临床意义等。全书资料翔实、重点突出、结构合理,文字简明扼要、清晰易懂,具有科学性、前瞻性与专业性。本书注重理论与实践的紧密结合,旨在帮助检验科医师了解并掌握最新检验技术,巩固基础理论知识,培养自主学习的能力,非常适合作为年轻检验工作者的日常工具用书,也适合在校医学生及相关研究者阅读使用。

由于检验内容广泛,加之时间有限、编写经验不足,书中难免存在失误与不足之处,恳请广大读者批评指正,以便共同进步。

《现代医学检验与临床应用》编委会
2021 年 10 月

Contents 目 录

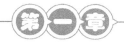

临床检验标本的采集方法

第一节　血液标本的采集

一、静脉血的采集

(一)原理

利用负压的原理,使用真空采血管或注射器将针头刺入浅静脉后,通过真空负压控制定量采集静脉血或通过手工控制吸取一定量的静脉血。

(二)试剂与器具

压脉带、垫枕和手套;70％乙醇、消毒棉球或棉签;一次性无菌针头、持针器和真空采血管,或者使用注射器和试管;胶带。

(三)操作

(1)对照申请单核对患者身份。

(2)采血部位的选择:患者取坐位或仰卧位,前臂置于桌面枕垫上或水平伸直。检查患者的肘前静脉,为使静脉血管充分暴露,可让患者握紧拳头,系上压脉带。采血人员可用示指触摸寻找合适的静脉,触摸时能感觉到静脉所在区域较周围其他组织的弹性大,一般肘臂弯曲部位或稍往下区域是比较理想的穿刺部位。如在一只手臂上找不到合适的静脉,则用同样的方法检查另一只手臂。如需从腕部、手背或脚部等处的静脉采血,最好由有经验的采血人员进行。

(3)静脉穿刺的准备:选择好合适的穿刺部位后,放松压脉带,依照《医疗机构消毒技术规范》(WS/T 347-2012)的要求,使用 70％～80％(体积分数)的乙醇溶液擦拭消毒 2 遍,作用 3 分钟,消毒范围强调以穿刺部位为中心,由内向外缓慢旋转,逐步涂擦,共 2 次,消毒皮肤面积应大于等于 5 cm×5 cm。

(4)静脉穿刺:①将患者的手臂置于稍低位置,在穿刺点上方约 6 cm 处系紧压脉带,嘱受检者紧握拳头,使静脉充盈显露。采血人员一手拿着采血装置,另一只手的手指固定穿刺部位下方的皮肤,以使静脉位置相对固定。②手握持针器或注射器,保持穿刺针的方向和静脉走向一致,穿刺针与皮肤间的夹角约为20°,针尖斜面朝上。③将穿刺针快速、平稳地刺入皮肤和静脉。使用真空采血器时一只手固定住持针器和穿刺针,另一只手将真空采血管从持针器另一端推入;使用注射器穿刺成功后右手固定针筒,左手解开压脉带后,再缓缓抽动注射器针栓至采集到所需血量。④血液开始流出即可解开压脉带,或者在开始采最后一管标本后立即解开压脉带,同时嘱患者松开拳头。⑤消毒干棉球压住穿刺点,拔出针头,嘱患者继续按压棉球并保持手臂上举数分钟,如患者无法做到,则由采血人员按压穿刺点直至不出血。⑥在静脉穿刺处贴上不会引起过敏的胶条以助止血,如穿刺点的按压力度和时间不够,可能会导致皮下出血,形成瘀斑。⑦来回颠倒采血管数次将标本和抗凝剂混匀,但不可剧烈摇晃。⑧将采血针弃于利器盒内。⑨按实验室要求在每支采血管上贴好标签。⑩如是门诊患者,嘱其静坐片刻,确认无头晕、恶心等不良反应后再允许患者离开。

(四)注意事项

(1)采血部位通常选择肘前静脉,如此处静脉不明显,可采用手背、手腕、腘窝和外踝部静脉;幼儿可采用颈外静脉。

(2)使用真空采血器前应仔细阅读厂家说明书。使用前勿松动一次性真空采血试管盖塞,以防采血量不准。

(3)使用注射器采血时,切忌将针栓回推,以免注射器中气泡进入血管形成气栓,造成严重后果。

(4)采血过程中应尽可能保持穿刺针位置不变,以免血流不畅。

(5)压脉带捆扎时间不应超过 1 分钟,否则会使血液成分的浓度发生改变。

(6)如果一次需要采集多管血液标本时,应按以下顺序采血:血培养管——需氧、血培养管——厌氧,凝血项管,无抗凝剂管(含或不含促凝剂和分离胶),有抗凝剂管。

(7)如遇受检者发生晕针,应立即拔出针头,让其平卧。必要时可用拇指压掐或针刺人中、合谷等穴位,嗅吸芳香氨酊等药物。

二、末梢血的采集

(一)试剂与器具

(1)一次性使用的无菌采血针。

(2)70％乙醇棉球。

(3)一次性手套和消毒干棉球。

(4)不同检测所需特殊器具(如用于制作血涂片的玻片、微量移液管、血细胞计数稀释液、微量血细胞比容测量管)。

(二)操作

(1)采血部位：成人以无名指或中指的指尖内侧为宜；特殊患者(如烧伤)，必要时可从足跟部两侧或大拇指采血；婴儿理想的采血部位是足底面两侧的中部或后部，针刺的深度不应超过2 mm，靠近足底面后部的针刺深度不应超过1 mm。

(2)可轻轻按摩采血部位，使其自然充血，用70％乙醇棉球消毒局部皮肤，待干。

(3)操作者用左手拇指和示指紧捏穿刺部位两侧，右手持无菌采血针，自指尖内侧迅速有力地穿刺，即刻拔出采血针并弃于利器盒内。

(4)用消毒干棉球擦去第1滴血，按需要依次采血。采血顺序：血涂片、乙二胺四乙酸抗凝管、其他抗凝管、血清及微量采集管。

(5)可轻柔按压周围组织以获得足量的标本。

(6)采血完毕，用消毒干棉球压住伤口，止血片刻。

(三)注意事项

(1)所选的采血部位要避开冻疮、炎症、水肿和瘢痕等患处；除特殊情况外，不宜从耳垂采血。

(2)不宜从婴儿的手指以及脚后方跟腱处采血，以防止可能造成骨组织和神经组织的损伤。

(3)采血部位宜保持温暖，有利于血液顺畅流出。

(4)消毒皮肤后应待乙醇挥发，皮肤干燥后方可采血，否则流出的血液不呈圆滴状，也可能会导致溶血。

(5)穿刺深度一般不超过2 mm；针刺后，稍加按压以血液能流出为宜。

三、抗凝剂的选用

血液一般检验常用的抗凝剂有以下3种。

(一)枸橼酸钠(柠檬酸钠)

枸橼酸能与血液中的钙离子结合形成螯合物,从而阻止血液凝固。市售枸橼酸钠多含 2 个分子的结晶水,分子量为 294.12,常用浓度为 109 mmol/L(32 g/L)。枸橼酸钠与血液的比例多采用 1∶9(V∶V)。常用于凝血试验和红细胞沉降率测定(魏氏法血沉测定时抗凝剂为 0.4 mL 加血1.6 mL)。

(二)乙二胺四乙酸二钠或乙二胺四乙酸二钾

抗凝机制与枸橼酸钠相同。全血细胞分析用 EDTA-K$_2$·2H$_2$O,1.5~2.2 mg 可阻止 1 mL 血液凝固。由于 EDTA-Na$_2$ 溶解度明显低于 EDTA-K$_2$,故 EDTA-K$_2$ 特别适用于全血细胞分析,尤其适用于血小板计数。由于其影响血小板聚集及凝血因子检测,故不适合做凝血试验和血小板功能检查。

(三)肝素

肝素是一种含有硫酸基团的黏多糖,分子量为 15 000,与抗凝血酶结合,促进其对凝血因子Ⅻ、Ⅺ、Ⅸ、Ⅹ和凝血酶活性的抑制,抑制血小板聚集从而达到抗凝。通常用肝素钠盐或锂盐粉剂(125 U=1 mg)配成 1 g/L 肝素水溶液,即每毫升含肝素 1 mg。取 0.5 mL 置小瓶中,37~50 ℃烘干后,能抗凝 5 mL 血液。适用于血气分析、电解质、钙等测定,不适合凝血象和血液学一般检查(可使白细胞聚集并使血涂片产生蓝色背景)。

四、血涂片制备

(一)器材

清洁、干燥、无尘、无油脂的载玻片(25 mm×75 mm,厚度为 0.8~1.2 mm)。

(二)操作

血涂片制备方法很多,目前临床实验室普遍采用的是手工推片法,即用楔形技术制备血涂片方法,在玻片近一端 1/3 处,加 1 滴(约 0.05 mL)充分混匀的血液,握住另一张边缘光滑的推片,以 30°~45°角使血滴沿推片迅速散开,快速、平稳地推动推片至载玻片的另一端。

(三)注意事项

(1)血涂片应呈舌状,头、体、尾三部分清晰可分。

(2)推好的血涂片在空气中晃动,使其尽快干燥。天气寒冷或潮湿时,应于 37 ℃恒温箱中保温促干,以免细胞变形缩小。

（3）涂片的厚薄、长度与血滴的大小、推片与载玻片之间的角度、推片时的速度及血细胞比容有关。一般认为血滴大、角度大、速度快则血膜越厚；反之则血膜越薄。血细胞比容高于正常时，血液黏度较高，保持较小的角度，可得满意结果；相反，血细胞比容低于正常时，血液较稀，则应用较大角度、推片速度较快。

（4）血涂片应在 1 小时内染色或在 1 小时内用无水甲醇（含水量<3%）固定后染色。

（5）新购置的载玻片常带有游离碱质，必须用约 1 mol/L HCl 浸泡 24 小时后，再用清水彻底冲洗，擦干后备用。用过的载玻片可放入含适量肥皂或其他洗涤剂的清水中煮沸 20 分钟，洗净，再用清水反复冲洗，蒸馏水最后浸洗后擦干备用。使用时，切勿用手触及玻片表面。

（6）血液涂片既可直接用非抗凝的静脉血或毛细血管血，也可用 EDTA 抗凝血制备。由于 EDTA 能阻止血小板聚集，故在显微镜下观察血小板形态时非常合适。但 EDTA 抗凝血有时能引起红细胞皱缩和白细胞聚集，因此最好使用非抗凝血制备血涂片。

（7）使用 EDTA-K$_2$ 抗凝血液样本时，应充分混匀后再涂片。抗凝血样本应在采集后 4 小时内制备血涂片，时间过长可引起中性粒细胞和单核细胞的形态学改变。注意制片前，样本不能冷藏。

五、血涂片染色

（一）瑞氏染色法

1.原理

瑞氏（Wright）染色法使细胞着色既有化学亲和作用，又有物理吸附作用。各种细胞由于其所含化学成分不同，对染料的亲和力也不一样，因此，染色后各种细胞呈现出各自的染色特点。

2.试剂

（1）瑞氏染液：①瑞氏染料 0.1 g。②甲醇（AR）60.0 mL。

瑞氏染料由酸性染料伊红和碱性染料亚甲蓝组成。将瑞氏染料放入清洁干燥研钵里，先加少量甲醇，充分研磨使染料溶解，将已溶解的染料倒入棕色试剂瓶中，未溶解的再加少量甲醇研磨，直至染料完全溶解，甲醇全部用完为止，即为瑞氏染液。配好后放室温，1 周后即可使用。新配染液效果较差，放置时间越长，染色效果越好。久置应密封，以免甲醇挥发或氧化成甲酸。染液中也可加中性甘油 2~3 mL,除可防止甲醇过早挥发外,也可使细胞着色清晰。

(2)pH 6.8 磷酸盐缓冲液。①磷酸二氢钾(KH_2PO_4):0.3 g。②磷酸氢二钠(Na_2HPO_4):0.2 g。加少量蒸馏水溶解,再用蒸馏水加至 1 000 mL。

3.操作

以血涂片染色为例。

(1)采血后推制厚薄适宜的血涂片(见血涂片制备)。

(2)用蜡笔在血膜两头画线,然后将血涂片平放在染色架上。

(3)加瑞氏染液数滴,以覆盖整个血膜为宜,染色约 1 分钟。

(4)滴加约等量的缓冲液与染液混合,室温下染色 5~10 分钟。

(5)用流水冲去染液,待干燥后镜检。

4.注意事项

(1)pH 值对细胞染色有影响。由于细胞各种成分均由蛋白质构成,蛋白质均为两性电解质,所带电荷随溶液 pH 值而定。对某一蛋白质而言,如环境 pH<pI(pI 为该蛋白质的等电点),则该蛋白质带正电荷,即在酸性环境中正电荷增多,易与酸性伊红结合,染色偏红;相反,则易与亚甲蓝结合,染色偏蓝。因细胞着色对氢离子浓度十分敏感。为此,应使用清洁中性的载玻片,稀释染液必须用 pH 6.8 缓冲液,冲洗片子必须用中性水。

(2)未干透的血膜不能染色,否则染色时血膜易脱落。

(3)染色时间的长短与染液浓度、染色时温度及血细胞多少有关。染色时间与染液浓度、染色时温度成反比;染色时间与细胞数量成正比。

(4)冲洗时不能先倒掉染液,应用流水冲去,以防染料沉淀在血膜上。

(5)如血膜上有染料颗粒沉积,可用甲醇溶解,但需立即用水冲掉甲醇,以免脱色。

(6)染色过淡,可以复染。复染时应先加缓冲液,创造良好的染色环境,而后加染液,或加染液与缓冲液的混合液,不可先加染液。

(7)染色过深可用水冲洗或浸泡水中一定时间,也可用甲醇脱色。

(8)染色偏酸或偏碱时,均应更换缓冲液再重染。

(9)瑞氏染液的质量好坏除用血涂片实际染色效果评价外,还可采用吸光度比值(ratio of absorption,RA)评价。瑞氏染液的成熟指数以 RA(A650 nm/A525 nm)=1.3±0.1 为宜。

(二)瑞氏-吉姆萨复合染色法

1.原理

吉姆萨染色原理与瑞氏染色相同,但提高了噻嗪染料的质量,加强了天青的作用,对细胞核着色效果较好,但对中性颗粒着色较瑞氏染色法差。因此,瑞氏-吉姆萨复合染色法可取长补短,使血细胞的颗粒及胞核均能获得满意的染色效果。

2.试剂

瑞氏-吉姆萨复合染色液。

(1)Ⅰ液:取瑞氏染粉 1 g、吉姆萨染粉 0.3 g,置洁净研钵中,加少量甲醇(分析纯),研磨片刻,吸出上层染液。再加少量甲醇继续研磨,再吸出上层染液。如此连续几次,共用甲醇 500 mL。收集于棕色玻璃瓶中,每天早、晚各振摇 3 分钟,共 5 天,以后存放 1 周即能使用。

(2)Ⅱ液:pH 6.4～6.8 磷酸盐缓冲液。磷酸二氢钾(无水)6.64 g,磷酸氢二钠(无水)2.56 g,加少量蒸馏水溶解,用磷酸盐调整 pH 值,加水至 1 000 mL。

3.操作

瑞氏-吉姆萨染色方法基本上与瑞氏染色法相同。

(三)30 秒快速单一染色法

1.试剂

(1)储存液。瑞氏染粉 2.0 g;吉姆萨染粉 0.6 g;天青Ⅱ0.6 g;甘油 10.0 mL;聚乙烯吡咯烷酮(PVP)20.0 g;甲醇:1 000 mL。

(2)磷酸盐缓冲液(pH 6.2～6.8)。磷酸二氢钾 6.64 g;磷酸氢二钠 0.26 g;苯酚 4.0 mL;蒸馏水加至 1 000 mL。

(3)应用液:储存液、磷酸盐缓冲液按 3:1 比例混合放置 14 天后备用。

2.操作

将染液铺满血膜或将血片浸入缸内,30 秒后用自来水冲洗。

(四)快速染色法

1.试剂

(1)Ⅰ液:磷酸二氢钾 6.64 g,磷酸氢二钠 2.56 g,水溶性伊红 Y 4.0 g(或伊红 B 2.5 g),蒸馏水 1 000 mL,苯酚 40 mL,煮沸,待冷后备用。

(2)Ⅱ液:亚甲蓝 4 g,蒸馏水 1 000 mL,高锰酸钾 2.4 g,煮沸,待冷后备用。

2.操作

把干燥血涂片浸入快速染色液的Ⅰ液中30秒,水洗,再浸入Ⅱ液30秒,水洗待干。

第二节　排泄物标本的采集

一、尿液标本种类和收集

实验室应制定并实施正确收集和处理尿标本的指导手册,并使负责收集尿标本的人员方便获得这些资料或向患者告知收集说明。有关尿液标本种类和收集方法请参见卫生行业标准WS/T348-2011《尿液标本的收集及处理指南》和美国临床实验室标准化协会(CLSI)指南 GP-16A3《Urinalysis》的要求。尿液标本收集注意事项如下。

(一)标本留取时间

1.收集常规尿液分析的尿标本

应留取新鲜尿,以清晨第1次尿为宜,较浓缩,条件恒定,易检出异常,便于对比。

2.收集急诊患者尿液分析的尿标本

可随时留取(随机尿)。

3.收集特殊检验尿液分析的尿标本

(1)收集计时尿标本:应告知患者留尿起始和终止时间;留取前应将尿液排空,然后收集该时段内(含终止时间点)排出的所有尿液。

(2)收集使用防腐剂的尿标本:应建议患者先将尿液收集于未加防腐剂的干净容器内,然后小心地将尿液倒入实验室提供的含防腐剂容器中。

(3)收集多项检测尿标本:应针对不同检测项目分别留取尿标本(可分次留取,也可一次留取分装至不同容器中)。

(4)收集特定时段内尿标本:尿液应保存于2~8 ℃条件下。

(5)收集时段尿尿标本:如总尿量超过单个容器的容量时,须用两个容器,检测前必须充分混匀两个容器内的尿液,最常用的方法是在两个尿容器之间来回相互倾倒尿标本;第2个容器收集的尿量一般较少,故注意加入防腐剂的量相应减少。

（6）收集卧床导尿患者的尿标本：将尿袋置于冰袋上；如患者可走动，应定期排空尿袋，将尿液存放在 2～8 ℃条件下。

（二）标本收集容器

标本收集容器应清洁、无渗漏、无颗粒；制备容器的材料与尿液成分不发生反应；容器和盖均无干扰物质附着，如清洁剂等；容器的容积一般应大于等于 50 mL，收集 24 小时尿标本的容器的容积应为 3 L 左右；容器口为圆形，直径应大于等于 4 cm；容器底部应较宽，适于稳定放置；容器盖应安全、密闭性好而又易于开启；推荐使用一次性容器；收集微生物检查标本容器应干燥无菌。

（三）标本容器标识

尿标本容器的标签材料应具有置于冰箱后仍能粘牢的特性；应在容器上粘贴标签，不可只粘贴于容器盖上；标签提供的信息应至少包含：①患者姓名；②唯一性标志；③收集尿液的日期和时间；④如尿标本加入防腐剂应注明名称，并加上防腐剂如溢出可对人体造成伤害的警示内容（还需口头告知患者）。

（四）标本留取书面指导

至少应包括以下几项。①洗手清洁：患者留取标本前要洗手，并实施其他必要的清洁措施；②信息核实：交给患者的尿液收集容器应贴有标签，并要求核对患者姓名；③最少留尿量：留取所需检验项目的最小尿标本量（还需口头告知患者）；④避免污染和干扰源：如避免污染经血、白带、精液、粪便；烟灰、糖纸等；避免光照影响尿胆原等化学物质分解或氧化；⑤容器加盖：防止尿液外溢；⑥记录标本留取时间。

（五）尿液防腐与保存

通常，尿标本采集后应在 2 小时内完成检验，避免使用防腐剂；如尿标本不能及时完成检测，则宜置于 2～8 ℃条件下保存，但不能超过 6 小时（微生物学检查标本在 24 小时内仍可进行培养）。根据检测项目特点，尿标本可采用相应的防腐剂防腐，而无须置冰箱保存。

选择适当的防腐剂。有多种防腐剂适用于该分析时，应选择危害性最小的防腐剂。

（六）检验后尿液标本的处理

1.尿标本

尿标本应按生物危害物处理，遵照各级医院规定的医疗废弃物处理方法进行处理。

2.一次性使用尿杯

一次性使用尿杯使用后置入医疗废弃物袋中,统一处理。

3.尿容器及试管等器材

尿容器及试管等器材使用后可先浸入消毒液(如 0.5%过氧乙酸、5%甲酚皂液等)浸泡消毒 12～24 小时后再处理。

二、粪便收集

(一)常规检验

采集粪便标本的方法因检查目的不同而有差别,如常规检验留取新鲜指头大小(约 5 g)即可,放入干燥、清洁、无吸水性的有盖容器内送检。不应采取尿壶、便盆中的粪便标本,因标本中混入尿液和消毒剂等,可破坏粪便的有形成分,混入植物、泥土、污水等,因腐生性原虫、真菌孢子、植物种子、花粉等易干扰检验结果。粪便标本检验时,应选择其中脓血黏液等病理成分,若无病理成分,可多部位取材。采集标本后,应在 1 小时内完成检查,否则可因 pH 值及消化酶等影响,使粪便中细胞成分破坏分解。

(二)寄生虫检验

粪便必须新鲜,送检时间一般不宜超过 24 小时。如检查肠内原虫滋养体,应于排便后迅速送检,立即检查,冬季需采取保温(35～37 ℃)措施。血吸虫毛蚴孵化应留新鲜便,大于等于 30 g。检查蛲虫卵需用透明胶带,在清晨排便前由肛门四周取标本,也可用棉签拭取,但均须立即镜检。检查寄生虫体及虫卵计数,须用洁净、干燥的容器,并防止污染;粪便不可混入尿液及其他体液等,以免影响检查结果。

(三)化学检验

采用化学法做潜血试验应嘱患者于收集标本前 3 天起禁食动物性和含过氧化物酶类食物(如萝卜、西红柿、韭菜、木耳、花菜、黄瓜、苹果、柑橘和香蕉等),并禁服铁剂和维生素 C 等,以免出现假阳性反应;连续检查 3 天,并选取外表及内层粪便;收集标本后须迅速送检,以免因长时间放置使潜血反应的敏感度降低。粪胆原定量检查应收集 3 天粪便,混合称量,从其中取出约 20 g 送验;查胆汁成分的粪便标本不应在室温中长时间放置,以免阳性率减低。

(四)细菌检验

粪便标本应收集于灭菌有盖容器内,勿混入消毒剂及其他化学药品,并立即送检。

(五)检验后粪便标本的处理

1.粪标本

粪标本应按生物危害物处理,遵照各级医院规定的医疗废弃物处理方法进行处理。

2.纸类或塑料等容器

纸类或塑料等容器使用后置入医疗废弃物袋中,统一处理。

3.瓷器、玻璃等器皿

瓷器、玻璃等器皿使用后可先浸入消毒液(如 0.5% 过氧乙酸、5% 甲酚皂液等)浸泡消毒 12～24 小时后再处理。

第三节　微生物标本的采集

一、血液标本的微生物检验

(一)标本采集时间、采集频率

1.一般原则

一般情况下应在患者发热初期或发热高峰时采集。原则上应选择在抗生素应用之前,对已用药而因病情不允许停药的患者,也应在下次用药前采集。

2.疑为布氏杆菌感染

最易获得阳性培养的是发热期的血液或骨髓。除发热期采血外还可多次采血,一般为 24 小时抽 3～4 次。

3.疑为沙门菌感染

根据病程和病情可在不同的时间采集标本。肠热症患者在病程第 1～2 周内采集静脉血液,或在第 1～3 周内采集骨髓是最佳时间。

4.疑为亚急性细菌性心内膜炎

除在发热期采血外应多次采集。第 1 天做 3 次培养,如果 24 小时培养阴性,应继续抽血 3 份或更多次进行血液培养。

5.疑为急性细菌性心内膜炎

治疗前 1～2 小时内分别在 3 个不同部位采集血液,分别进行培养。

6.疑为急性败血症

脑膜炎、骨髓炎、关节炎、急性未处理的细菌性肺炎和肾盂肾炎除在发热期采血外,应在治疗前短时间内于身体不同部位采血,如左、右手臂或颈部,在24小时内采血3次或更多次,分别进行培养。

7.疑为肺炎链球菌感染

最佳时机是在寒战、高热或休克时,此时采集样本阳性率较高。

8.不明原因发热

可于发热周期内多次采血做血液培养。如果24小时培养结果阴性,应继续采血2~3份或更多次做血液培养。

(二)采集容量

采血量以每瓶5~8 mL为宜。当怀疑真菌感染时采集双份容量。

(三)采集标本注意事项

(1)培养瓶必须平衡至室温,采血前后用75%乙醇或聚维酮碘消毒培养瓶橡胶瓶盖部分。采集标本后应立即送检,如不能及时送检,请放在室温。在寒冷季节注意保温(不超过35 ℃)。

(2)标本瓶做好标记,写好患者姓名、性别、年龄、病历号。

(3)严格做好患者采血部位的无菌操作,防止污染。

(4)应在申请单上标明标本采集时间。

(5)如同时做需氧菌及厌氧菌培养,应先把血样打入厌氧瓶,再打入需氧瓶,且要防止注射器内有气泡。

二、尿液标本的微生物检验

(一)采集时间

(1)一般原则:通常应采集晨起第1次尿液送检。原则上,应选择在抗生素应用之前采集尿液。

(2)沙门菌感染一般在病后2周左右采集尿液培养。

(3)怀疑泌尿系统结核时,留取晨尿或24小时尿的沉渣部分10~15 mL送检。

(二)采集方法

1.中段尿采集方法

(1)女性:以肥皂水清洗外阴部,再以灭菌水或高锰酸钾(1∶1 000)水溶液冲洗尿道口,然后排尿弃去前段,留取中段尿 10 mL 左右于无菌容器中,立即加盖送检。

(2)男性:以肥皂水清洗尿道口,再用清水冲洗,采集中段尿 10 mL 左右于无菌容器中立即送检。

2.膀胱穿刺采集法

采集中段尿有时不能完全避免污染,可采用耻骨上膀胱穿刺取尿 10 mL 并置于无菌容器中立即送检。

3.导尿法

将导尿管末端消毒后弃去最初的尿液,留取 10～15 mL 尿液于无菌容器内送检。长期滞留导尿管患者,应在更换新管时留尿。

(三)注意事项

尿液标本采集和培养中最大的问题是细菌污染,因此要严格无菌操作,标本采集后应立即送检。无论何种方法采集尿液,均应在用药之前进行,尿液中不得加入防腐剂、消毒剂。

三、粪便标本的微生物检验

(一)采集时间

(1)采样原则:腹泻患者应在急性期采集,以提高检出率,同时最好在用药之前采集。

(2)怀疑沙门菌感染:肠热症在 2 周后;胃肠炎患者在急性期,早期采集新鲜粪便。

(二)采集方法

(1)自然排便法:自然排便后,挑取有脓血、黏液部位的粪便 2～3 g,液状粪便取絮状物盛于无渗漏、清洁的容器中送检。

(2)肠拭子法:如不易获得粪便或排便困难的患者及幼儿,可用拭子采集直肠粪便,取出后插入灭菌试管内送检。

(三)注意事项

(1)为提高肠道致病菌检出率,应采集新鲜粪便做培养。

(2)腹泻患者应尽量在急性期采集标本(3 天内),以提高阳性率。

(3)采集标本最好在用药之前。

四、痰及上呼吸道标本的微生物检验

(一)采集时间

(1)痰:最好在应用抗生素之前采集标本,以早饭前晨痰为好,对支气管扩张症或与支气管相通的空洞患者,清晨起床后进行体位引流,可采集大量痰液。

(2)鼻咽拭子:时间上虽无严格限制,但应于抗生素治疗之前采集标本,咽部是呼吸和食物的通路,因此亦以晨起后早饭前为宜。

(二)采集方法

1.痰液标本

(1)自然咳痰法:患者清晨起床后,用清水反复漱口后用力自气管咳出第1口痰于灭菌容器内,立即送检。对于痰量少或无痰的患者可采用雾化吸入加温至 45 ℃的 10% NaCl 水溶液,使痰液易于排出。对咳痰量少的幼儿,可轻轻压迫胸骨上部的气管,使其咳嗽,将痰收集于灭菌容器内送检。

(2)支气管镜采集法:用支气管镜在肺内病灶附近用导管吸引或支气管刷直接取得标本,该方法在临床应用有一定困难。

(3)小儿取痰法:用弯压舌板向后压舌,用无菌棉拭子伸入咽部,小儿经压舌刺激咳嗽时,可喷出肺部或气管分泌物沾在棉拭子上,立即送检。

2.上呼吸道标本

采集上呼吸道标本通常采用无菌棉拭子。采集前患者应用清水反复漱口,由检查者将舌向外拉,使腭垂尽可能向外牵引,将棉拭子通过舌根到咽后壁或腭垂的后侧,涂抹数次,但棉拭子要避免接触口腔和舌黏膜。

五、化脓和创伤标本的微生物检验

(一)开放性感染和已溃破的化脓灶

(1)外伤感染、癌肿溃破感染、脐带残端、外耳道分泌物等感染部位与体腔或外界相通,标本采集前先用无菌生理盐水冲洗表面污染菌,用无菌棉拭子采集脓液及病灶深部分泌物;如为慢性感染,污染严重,很难分离到致病菌,可取感染部位下的组织,无菌操作剪碎或研磨成组织匀浆送检。

(2)结膜性分泌物:脓性分泌物较多时,用无菌棉球擦拭,再用无菌棉拭子取结膜囊分泌物培养或涂片检查;分泌物少时,可做结膜刮片检查。

(3)扁桃体脓性分泌物:患者用清水漱口,由检查者将舌向外牵拉,将无菌棉拭子越过舌根涂抹扁桃体上的脓性分泌物,置无菌管内立即送检。

（4）外耳道分泌物：脓性分泌物较多时，先用无菌棉球擦拭，再取流出分泌物置无菌管送检。

（5）手术后切口感染：疑有切口感染时可取分泌物，也可取沾有脓性分泌物的敷料置灭菌容器内送检。

（6）导管治疗感染：应做导管尖端涂抹培养再加血培养。

（7）瘘管内脓液：用无菌棉拭子挤压瘘管，取流出脓液送检；也可用灭菌纱布条塞入瘘管内，次日取出送检。

（二）闭合性脓肿

（1）皮肤化脓（毛囊炎、疖、痈）和皮下软组织化脓感染：用 $2.5\% \sim 3.0\%$ 碘酊和 75% 乙醇消毒周围皮肤，穿刺抽取脓汁及分泌物送检，也可在切开排脓时，以无菌注射器或无菌棉拭子采集。

（2）淋巴结脓肿：经淋巴结穿刺术取脓液，盛于无菌容器内送检。

（3）乳腺脓肿、肝脓肿、脑脓肿、肾周脓肿、胸腔脓肿、腹水、心包积液、关节腔积液：可在手术引流时采集脓液或积液，也可做脓肿或积液穿刺采集脓液或积液，盛于无菌容器内立即送检。

（4）肺脓肿：体位引流使病肺处于高处，引流的支气管开口向下，痰液顺体位引流至气管咳出；也可在纤维支气管镜检查或手术时采集。

（5）胆囊炎：①十二指肠引流术采集胆汁，标本分 3 部分，即来自胆总管、胆囊及肝胆管。②手术时采集在进行胆囊及胆管手术时，可从胆总管、胆囊直接采集。③胆囊穿刺法进行胆道造影时采集胆汁。

（6）盆腔脓肿：已婚妇女可经阴道后穹隆切开引流或穿刺采集脓液，也可在肠镜暴露下经直肠穿刺或切开引流采集脓液检查。

（7）肛周脓肿：在患者皮肤黏膜表面先用碘酊消毒，75% 乙醇脱碘，再用无菌干燥注射器穿刺抽取脓液，盛于无菌容器内立即送检。

六、生殖道标本的微生物检验

（一）尿道分泌物

1. 男性

（1）尿道分泌物：清洗尿道口，用灭菌纱布或棉球擦拭尿道口，采取从尿道口溢出的脓性分泌物或用无菌棉拭子插入尿道口内 $2 \sim 4$ cm 轻轻旋转取出分泌物。

（2）前列腺液：清洗尿道口，用按摩法采集前列腺液盛于无菌容器内立即送检。

（3）精液:受检者应在5天以上未排精,清洗尿道口,体外排精液于无菌试管内立即送检。

2.女性

（1）尿道分泌物:清洗尿道口,用灭菌纱布或棉球擦拭尿道口,然后从阴道的后面向前按摩,使分泌物溢出,无肉眼可见的脓液,可用无菌棉拭子轻轻深入前尿道内,旋转棉拭子,采集标本。

（2）阴道分泌物:用窥器扩张阴道,用无菌棉拭子采集阴道口内4 cm内侧壁或后穹隆处分泌物。

（3）子宫颈分泌物:用窥器扩张阴道,先用灭菌棉球擦拭子宫颈口分泌物,用无菌棉拭子插入子宫颈管2 cm采集分泌物,转动并停留10～20秒,让无菌棉拭子充分吸附分泌物,或用去掉针头的注射器吸取分泌物,将所采集分泌物盛于无菌容器内立即送检。

（二）注意事项

（1）生殖器是开放性器官,标本采集过程中,应严格遵循无菌操作以减少杂菌污染。

（2）阴道内有大量正常菌群存在,采取子宫颈标本应避免触及阴道壁。

（3）沙眼衣原体在宿主细胞内繁殖,取材时拭子应在病变部位停留十几秒钟,并应采集尽可能多的上皮细胞。

七、穿刺液的微生物检验

（一）脑脊液

1.采集时间

怀疑为脑膜炎的患者,应立即采集脑脊液,最好在使用抗生素以前采集标本。

2.采集方法

用腰穿方法采集脑脊液3～5 mL,一般放入3个无菌试管,每个试管内1～2 mL。如果用于检测细菌或病毒,脑脊液量应大于等于1 mL;如果用于检测真菌或抗酸杆菌,脑脊液量应大于等于2 mL。

3.注意事项

（1）如果用于检测细菌,收集脑脊液后,在常温下15分钟内送到实验室。脑脊液标本不可置冰箱保存,否则会使病原菌死亡,尤其是脑膜炎奈瑟菌,肺炎链球菌和嗜血杆菌。常温下可保存 24 小时。

（2）如果用于检测病毒,脑脊液标本应放置冰块,在 4 ℃ 环境中可保存 72 小时。

（3）如果只采集了 1 管脑脊液,应首先送到微生物室。

（4）做微生物培养时,建议同时做血培养。

（5）采集脑脊液的试管不需要加防腐剂。

（6）进行腰穿过程中,严格无菌操作,避免污染。

（二）胆汁及穿刺液

1.检测时间

怀疑感染存在时,应尽早采集标本,一般在患者使用抗生素之前或停止用药后 1～2 天采集。

2.采集方法

（1）首先用 2‰碘酊消毒穿刺要通过的皮肤。

（2）用针穿刺法抽取标本或外科手术方法采集标本,然后放入无菌试管或小瓶内,立即送到实验室。

（3）尽可能采集更多的液体,至少 1 mL。

3.注意事项

（1）在常温下 15 分钟内送到实验室。除心包液和做真菌培养外,剩余的液体可在常温下保存 24 小时。如果做真菌培养,上述液体只能在4 ℃ 以下保存。

（2）应严格无菌穿刺。

（3）为了防止穿刺液凝固,最好在无菌试管中预先加入灭菌肝素,再注入穿刺液。

（4）对疑有淋病性关节炎患者的关节液,采集后应立即送检。

八、真菌检验

（一）标本采集的一般注意事项

（1）用适当方法准确采集感染部位的标本,避免污染。

（2）注意标本采集时间。清晨的痰和尿含菌较多,是采集这类标本的最佳时间。另外应尽可能在使用抗真菌药物前采集。

（3）标本采集量应足够。如从血中分离真菌,一般采集量为 8～10 mL。

（4）所用于真菌学检验的标本均需用无菌容器送检。

（5）对送检项目有特殊注意事项时,一定要在检验申请单上注明,或直接与真菌实验室联系,以便实验室采用相应特殊方法处理标本。

(二)临床常见标本的采集

1.浅部真菌感染的标本采集

(1)皮肤标本:皮肤癣菌病采集皮损边缘的鳞屑。采集前用75%乙醇消毒皮肤,待挥发后用手术刀或玻片边缘刮取感染皮肤边缘,刮取物放入无菌培养皿中送检。皮肤溃疡采集病损边缘的脓液或组织等。

(2)指(趾)甲:甲癣采集病甲下的碎屑或指(趾)甲。采集前用75%乙醇消毒指(趾)甲,去掉指(趾)甲表面部分,尽可能取可疑的病变部分,用修脚刀修成小薄片,5~6块为宜,放入无菌容器送检。

(3)毛发:采集根部折断处,不要整根头发,最少5根。

2.深部真菌感染的标本采集

(1)血液:采血量视所用真菌培养方法确定,一般为8~10 mL。如用溶剂-离心法,成年人则需抽血15 mL加入2支7.5 mL的Isolator管中。此法可使红细胞和白细胞内的真菌释放出来,尤其适用于细胞内寄生菌,如荚膜组织胞质菌和新型隐球菌的培养。采血后应立刻送检,如不能及时送检,血培养瓶或管应放在室温或30 ℃以下环境,但不要超过8小时,否则影响血中真菌的检测。

(2)脑脊液:≥3 mL,分别加入2支无菌试管中送检。一管做真菌培养或墨汁染色,另一管用于隐球菌抗原检测或其他病原菌培养。其他深部真菌感染的标本采集,如呼吸道、泌尿生殖道等标本,采集及送检方法与细菌学检验相同。

第四节　其他标本的采集

一、脑脊液标本的采集

脑脊液标本由临床医师以无菌操作进行腰椎穿刺采集,必要时也可从小脑延髓池或侧脑室穿刺采集。获得合格的脑脊液标本涉及的环节包括容器准备、标本采集和处理方法。

(一)标本容器

采集脑脊液的容器应为无菌加盖透明试管,试管容积≥5 mL。一般需要准备 3～4 支试管。目前,脑脊液标本采集容器已有商业化专用管,容器标记信息必须明显、准确、完整。

(二)标本采集和转运

1.采集方法

脑脊液通常是由腰椎穿刺采集,必要时可从小脑延髓池或侧脑室穿刺获得。患者需侧卧于硬板床,背部与床面垂直,两手抱膝紧贴腹部,头向前胸屈曲,使躯干呈弓形,脊柱尽量后凸以增宽脊椎间隙。临床医师常规消毒,戴无菌手套,覆盖无菌洞巾,用 2% 利多卡因自皮肤到椎间韧带作局部麻醉。持穿刺针以垂直背部方向缓缓刺入,针尖稍斜向头部,进针深度 3～5 cm(儿童为2～3 cm)。当针头穿过韧带与硬脑膜时,有阻力突然消失的落空感,此时可将针芯慢慢抽出,即可见脑脊液流出,穿刺成功后首先进行压力测定。

2.采集量

脑脊液应采集 3～4 管,第 1 管用于细菌培养检查(无菌操作),第 2 管用于化学和免疫学检查,第 3 管用于一般性状及细胞学检查(如遇高蛋白标本时,可加 EDTA 抗凝),怀疑有肿瘤细胞可加一管用于脱落细胞检查,每管 2～3 mL 为宜。

3.标本采集适应证和禁忌证

(1)适应证:①原因不明的剧烈头痛、昏迷、抽搐、瘫痪,疑为脑炎或脑膜炎者。②有脑膜刺激征者。③疑有颅内出血、中枢神经梅毒、脑膜白血病等。④神经系统疾患需系统观察或需进行椎管内给药、造影和腰麻等。

(2)禁忌证:①腰穿留取脑脊液前,一定要考虑是否有颅内压升高。如果眼底检查发现视盘水肿,先要做 CT 或 MRI 检查。影像学上如显示脑室大小正常且没有移位或后颅没有占位性征象,才可腰穿取脑脊液。②穿刺部位有化脓性感染灶。③凝血酶原时间延长、血小板计数 $<50\times10^9/L$、使用抗凝药物或任何原因导致的出血倾向,应在凝血障碍纠正后才能进行腰穿。④开放性颅脑损伤或有脑脊液漏。

4.标本转运

脑脊液标本留取后应立即送检。脑脊液标本必须由专人或专用的物流系统运送。标本运送过程中为保证安全及防止溢出,应采用密闭的容器。如果标本溢出,应以 0.2% 过氧乙酸溶液或 75% 乙醇溶液对污染的环境进行消毒。

5.送检时间

常规分析项目不要超过 1 小时,脑脊液放置过久,可发生下列变化而影响检验结果:①细胞破坏、沉淀、纤维蛋白凝块形成导致细胞分布不均匀而使计数不准确。②细胞离体后会逐渐退化变形,影响细胞分类计数和形态识别。③脑脊液葡萄糖因细胞或微生物代谢而不断分解,造成葡萄糖含量降低。④细菌溶解,干扰病原菌(尤其是脑膜炎奈瑟菌)的检出率,应特别注意细菌培养标本应室温送检,且无论送检前还是送检后都不能冷藏,因为常见脑脊液感染细菌都是苛养菌,对温度非常敏感,低温冷藏会使它们丧失活性甚至快速消亡。

6.标本接收

合格脑脊液标本的基本要求:检验申请单应填写清楚,信息完整;送检时间符合要求;标本量符合要求且无外溢。不合格的脑脊液标本应拒收或注明。

(三)标本检测后处理

脑脊液常规检测后的标本应加塞后室温条件保存 24 小时;生化检查过的标本应加盖后 2～8 ℃保存 24 小时。保存到期且完成检验的脑脊液标本及脑脊液标本检查过程中产生的各种废弃物,应按医疗废弃物规定统一处理,并做好记录。

二、男性生殖疾病相关标本的采集

(一)精液标本的采集

精液分析是评估男性生育能力的重要方法,也是男性生殖疾病诊断、疗效观察的试验依据。精液的分析结果易受射精的频度、温度、实验室条件、检验人员的技术熟练程度和主观判断能力等诸多因素影响。因此,精液采集与分析必须严格按照适宜的标准化程序进行,才能提供受检者临床状况的准确信息。

通常,精液采集需要注意以下几点。

(1)受检者采集精液前,实验室工作人员需要给受检者提供清晰的书面或口头指导,需要询问禁欲时间和受检目的,以及最近有无发热、服用某些药物、病史等,同时提供留样容器,并嘱咐留样时的注意事项。如果受检者不在实验室提供的房间留取精液,还应告诉受检者如何转运精液标本。

(2)标本采集时间通常为禁欲 2～7 天。如果需要进行精浆 α 葡糖苷酶的检测,禁欲时间应为 4～7 天,因为禁欲 2～3 天留取的精液所测精浆 α 葡糖苷酶水平(34.04 U/mL ± 11.22 U/mL)明显低于禁欲 4～7 天(47.25 U/mL ± 17.54 U/mL)留取的精液标本。如果仅仅是为了观察受检者精液中有无精子,禁欲时间没有严格的限制。

(3)标本的采集最好在实验室提供的房间内单独进行。如果在实验室提供的房间内留取标本确实有困难,可以允许受检者在家里或宾馆里留取精液标本,但必须向受检者强调以下几点:①不可用避孕套留取,因为普通的乳胶避孕套可影响精子的存活;②不可用夫妇射精中断法,因为这很容易丢失部分精液或受到阴道分泌物的污染,尤其是初始部分的精液所含精子浓度最高;③在运送到实验室的过程中,标本应避免过冷或过热,尤其是冬天,标本通常置于内衣口袋里送检;④在采集标本后 1 小时内送到实验室,否则精液液化时间难以观察。

(4)应用手淫法留取精液,射入一洁净、干燥、广口的玻璃或塑料容器中,留取后置于 35～37 ℃水浴箱中液化。如果需要进行精液培养,或精液标本用于宫腔内授精或体外授精时,受检者应先排尿,然后洗净双手和消毒阴茎,手淫后将精液射于一无菌容器中。标本容器应该保持在 20～37 ℃环境中,以避免精子射入容器后,由于大的温度变化对精子产生影响。留取精液的容器应保证对精子活力没有影响,对于难以确定有无影响的初次使用的留样容器,应先进行比对试验后再用于临床;留样容器应能使阴茎头前端放入,又不会触及容器底部,以保证精液不会射至容器外,又不会黏附在阴茎头表面;留样容器应配备盖子,以免置于水浴箱中等待液化过程中水蒸气滴入样本中。另外,留取精液必须采集完整。

(5)采样容器上必须标明受检者姓名、采集时间、禁欲时间以及样本采集是否完整。如果使用了某些药物或有发热、某些特殊病史,应同时注明。每一个标本应有一个独一无二的编号。

(6)受检者最初的精液检测正常,可不必再次检测。如果首次精液检测结果异常,应再次留取精液标本供分析,2 次精液标本采集的间隔时间通常为 7～21 天。如果需要多次采集标本,每次禁欲天数均应尽可能一致。

(7)精液采集方法以手淫法为标准采集方法,其可真实反映精液标本的状况,保证精液检查的准确性;有些受检者如脊髓损伤患者不能用手淫法取出精液,可用电动按摩器刺激阴茎头部及系带处,以帮助获得精液标本。以往也有用体外排精法和避孕套法采集精液的,但由于体外排精法可能会丢失精子浓度最高的前段精液,以及受女性生殖道内酸性分泌物的影响,故精液检查结果的准确性会受影响;避孕套采集精液法更是不可取,因为避孕套内表面有杀精剂,可影响精子活动率和存活率的分析,而且精液黏附在避孕套上不易收集完全。

(8)实验室技术人员应注意自身安全防护。精液标本应视为生物危险品,其可能含有有害的感染物质,如致病菌、人类免疫缺陷病毒、肝炎病毒、单纯疱疹病毒等。实验室技术人员必须穿上实验室外罩,使用一次性手套,并严格警惕被精液污染的锐利器械所意外伤害,避免开放性皮肤伤口接触精液。常规洗手,在实验室内决不允许饮食、吸烟、化妆、储存食物等。

(二)前列腺液的采集

前列腺液的采集一般由临床医师进行。即令患者排尿后,取胸膝卧位,手指从前列腺两侧向正中按摩,再沿正中方向,向尿道外挤压,如此重复数次,再挤压会阴部尿道,即可见有白色黏稠性的液体自尿道口流出。用载玻片或小试管承接标本,及时送检,如果需要进行前列腺液培养,则需进行无菌操作,即须严格消毒外阴后,使用无菌容器接取标本。值得注意的是,患生殖系统结核的患者不适宜作前列腺按摩,以防结核扩散;由于前列腺有许多小房,按摩时不一定把炎症部分挤出,故前列腺液检测常需重复进行。

三、女性生殖疾病相关标本的采集

(一)阴道分泌物的采集

标本的采集质量直接影响检验结果。在女性生殖系统感染性疾病,尤其是下生殖道感染的检验诊断,阴道分泌物、宫颈分泌物是最常用的检验标本。为了真实反映阴道分泌物的性状,有利于检验诊断,取材前 24 小时应禁止性交、盆浴、阴道灌洗、阴道检查及局部上药等,以免影响检查结果。同时根据临床表现的不同,取材所用器材、取材的部位也会有所侧重。一般用阴道分泌物湿片检查,分泌物应取自阴道上、中 1/3 侧壁。可将分泌物直接作 pH 值测定,或将分泌物分别置于滴有生理盐水(检查滴虫)和 10%KOH(检查酵母菌)的载玻片上做病原体检查。由于宫颈分泌物呈碱性,为了避免干扰 pH 值测定,应避免取材时混入较多的宫颈黏液。由于滴虫在冷环境下活动减弱,不利于观察,冬季低温天气用阴道分泌物进行滴虫检验时应注意标本保温,同时取材时也应避免窥器润滑剂对滴虫检测的影响。

阴道分泌物湿片检查的标本采集可用普通的消毒棉签,也可用涤纶女性专用拭子;若用于病原体培养的取材则需要不具有抑菌作用的灭菌拭子;若用于宫颈 HPV-DNA 测定常用特制三角形毛刷,以获取较多的细胞,便于检测。

(二)生殖内分泌激素测定时血液的采集

激素测定的准确与否是实验室的事,但是实验室要发出准确的报告必须结合临床信息对测定出的结果进行合理性的分析,医师要分析一个结果也要结合临床表现,因此检验送检单与报告单上的信息一定要准确。

1.年龄

患者的年龄是判断性激素、促性腺激素是否正常的重要依据。青春期前性激素、促性腺激素均处低水平,低于正常生育年龄的男女。女性更年期后性激素明显降低,而促性腺激素(黄体生成素、卵泡刺激素)在 $50\sim65$ 岁间持续高于 40 IU/L,而65 岁以后随着垂体的衰老,黄体生成素、卵泡刺激素值逐渐下降,在 80 岁后只有很低水平的黄体生成素、卵泡刺激素了。因此,在测定激素采样时一定要获取准确的患者年龄信息,如果年龄错误,将生育年龄误作绝经年龄,出现高促性腺激素结果的时候会误作正常生理现象。

2.周期

月经周期是判断女性性腺轴激素是否正常时需考虑的问题。观察卵巢储备功能要在月经的第 3 天采血;如要考察是否排卵,应在月经中期测定 LH 峰值;观察黄体功能应在经前 1 周左右采血;对月经不规则又想通过激素测定了解是否有排卵者可间隔 2 周,采血 2 次测定黄体酮等;采血时间必须考虑月经周期中激素的周期性变化。女性性激素、促性腺激素测定的检验单上必须有末次月经时间、采样时间等,以备分析结果时参考。

3.其他注意事项

(1)激素测定的采血虽然并不强调必须空腹,但由于目前用于激素测定的方法均为免疫学方法,高血脂、溶血等均有可能对结果造成影响,因此应予以避免。

(2)激素测定常用血清,血清应及时分离,部分激素在全血中易分解。采用具有促凝剂真空采血器时应注意促凝剂对激素测定结果的影响,必要时要与无促凝剂的采血器做对照试验。

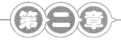

红细胞检验

第一节　红细胞计数

红细胞计数是测定单位容积血液中红细胞数量,是血液一般检验基本项目之一。检验方法有显微镜计数法和血液分析仪法,本节介绍显微镜计数法。

一、检测原理

采用红细胞稀释液将血液稀释后,充入改良牛鲍计数板,在高倍镜下计数中间大方格内四角及中央共 5 个中方格内红细胞数,再换算成单位体积血液中红细胞数。

红细胞计数常用稀释液有 3 种,其组成及作用见表 2-1。

表 2-1　红细胞稀释液组成及作用

稀释液	组成	作用	备注
Hayem 液	氯化钠,硫酸钠,氯化汞	维持等渗,提高比密防止细胞粘连,防腐	高球蛋白血症时,易造成蛋白质沉淀而使红细胞凝集
甲醛枸橼酸钠盐水	氯化钠,枸橼酸钠,甲醛	维持等渗,抗凝,固定红细胞和防腐	
枸橼酸钠盐水	31.3 g/L 枸橼酸钠		遇自身凝集素高者,可使凝集的红细胞分散

二、操作步骤

显微镜计数法。

(1)准备稀释液:在试管中加入红细胞稀释液。

（2）采血和加血：准确采集末梢血或吸取新鲜静脉抗凝血加至稀释液中，立即混匀。

（3）充池：准备计数板、充分混匀红细胞悬液、充池、室温静置一定时间待细胞下沉。

（4）计数：高倍镜下计数中间大方格内四角及中央中方格内红细胞总数。

（5）计算：换算成单位体积血液中红细胞数。

三、方法评价

显微镜红细胞计数法是传统方法，设备简单、试剂易得、费用低廉，适用于基层医疗单位和分散检测；缺点是操作费时，受器材质量、细胞分布及检验人员水平等因素影响，不易质量控制，精密度低于仪器法，不适用于临床大批量标本筛查。在严格规范操作条件下，显微镜红细胞计数是参考方法，用于血液分析仪的校准、质量控制和异常检测结果复核。

四、质量管理

(一)检验前管理

（1）器材：必须清洁、干燥。真空采血系统、血细胞计数板、专用盖玻片、微量吸管及玻璃刻度吸管等规格应符合要求或经过校正。

（2）生理因素：红细胞计数天内变化为 4%，同一天上午 7 时最高，日间变化为 5.8%，月间变化为 5.0%。

（3）患者体位及状态：直立体位换成坐位 15 分钟后采血，较仰卧位 15 分钟后采血高 5%～15%；剧烈运动后立即采血可使红细胞计数值增高 10%。

（4）采血：应规范、顺利、准确，否则应重新采血。毛细血管血采集部位不得有水肿、发绀、冻疮或炎症；采血应迅速，以免血液出现小凝块致细胞减少或分布不均；针刺深度应适当（2～3 mm）；不能过度挤压，以免混入组织液。静脉采血时静脉压迫应小于 1 分钟，超过 2 分钟可使细胞计数值平均增高 10%。

（5）抗凝剂：采用 EDTA-K$_2$ 作为抗凝剂，其浓度为 3.7～5.4 μmol/mL 血或 1.5～2.2 mg/mL 血，血和抗凝剂量及比例应准确并充分混匀。标本应在采集后 4 小时内检测完毕。

（6）红细胞稀释液：应等渗、新鲜、无杂质微粒（应过滤），吸取量应准确。

（7）世界卫生组织（world health organizaion，WHO）规定，如标本储存在冰箱内，检测前必须平衡至室温，并至少用手颠倒混匀 20 次。

（8）为避免稀释溶血和液体挥发浓缩，血液稀释后应在 1 小时内计数完毕。

(二)检验中管理

1.操作因素

(1)计数板使用:WHO推荐以"推式"法加盖玻片,以保证充液体积高度为0.10 mm。

(2)充池:充池前应充分混匀细胞悬液,可适当用力振荡,但应防止气泡产生及剧烈振荡破坏红细胞;必须一次性充满计数室(以充满但不超过计数室台面与盖玻片之间的矩形边缘为宜),不能断续充液、满溢、不足或产生气泡,充池后不能移动或触碰盖玻片。

(3)计数域:血细胞在充入计数室后呈随机分布或Poisson分布,由此造成计数误差称为计数域误差,是每次充池后血细胞在计数室内分布不可能完全相同所致,属于偶然误差。扩大血细胞计数范围或数量可缩小这种误差。根据下述公式推断,欲将红细胞计数误差(CV)控制在5%以内,至少需要计数400个红细胞。

(4)计数:应逐格计数,按一定方向进行,对压线细胞应遵循"数上不数下、数左不数右"原则。

(5)红细胞在计数池中如分布不均,每个中方格之间相差超过20个,应重新充池计数。在参考范围内,2次红细胞计数相差不得>5%。

$$CV = \frac{s}{m} \times 100\% = \frac{1}{\sqrt{m}} \times 100\%$$

式中,s:标准差,m:红细胞多次计数的均值。

2.标本因素

(1)白细胞数量:WBC在参考范围时,仅为红细胞的1/1 000~1/500,对红细胞数量影响可忽略,但WBC>100×10^9/L时,应校正计数结果:实际RBC=计数RBC−WBC;或在高倍镜下计数时,不计白细胞(白细胞体积较成熟红细胞大,中央无凹陷,可隐约见到细胞核,无草黄色折光)。

(2)有核红细胞或网织红细胞:增生性贫血时,有核红细胞增多或网织红细胞提前大量释放时,可干扰红细胞计数。

(3)冷凝集素:可使红细胞凝集,造成红细胞计数假性减低。

3.室内质量控制(IQC)及室间质量评价(EQA)

血细胞显微镜计数法尚缺乏公认或成熟质量评价与考核方法,是根据误差理论设计的评价方法。

(1)双份计数标准差评价法:采用至少10个标本,每个均作双份计数,由每个标本双份计数之差计算标准差,差值如未超出2倍差值标准差范围,则认为结果可靠。

(2)国际通用评价法:可参考美国1988年临床实验室改进修正案能力验证计划的允许总误差进行评价,通过计算靶值偏倚情况进行血细胞计数质量评价:质量标准＝靶值±允许总误差。允许总误差可以是百分数、固定值、组标准差倍数。红细胞计数允许误差标准是计数结果在靶值±6%以内。

五、临床应用

(一)红细胞增多

(1)严重呕吐、腹泻、大面积烧伤及晚期消化道肿瘤患者。多为脱水血浓缩使血液中的有形成分相对地增多所致。

(2)心肺疾病:先天性心脏病、慢性肺脏疾患及慢性一氧化碳中毒等。因缺氧必须借助大量红细胞来维持供氧需要。

(3)干细胞疾患:真性红细胞增多症。

(二)红细胞减少

(1)急性或慢性失血。

(2)红细胞遭受物理、化学或生物因素破坏。

(3)缺乏造血因素、造血障碍和造血组织损伤。

(4)各种原因的血管内或血管外溶血。

第二节　网织红细胞计数

网织红细胞(reticulocyte,RET)是介于晚幼红细胞和成熟红细胞之间的尚未完全成熟的红细胞,因胞质中残留一定量的嗜碱性物质核糖核酸(RNA),经新亚甲蓝或煌焦油蓝等碱性染料活体染色后,RNA凝聚呈蓝黑色或蓝紫色颗粒,颗粒多时可连成线状或网状结构(图2-1)。RET在骨髓停留一段时间后释放入血,整个成熟时间约48小时。RET较成熟红细胞大,直径为$8.0\sim9.5~\mu m$。随着红细胞发育成熟,RNA逐渐减少至消失;RET网状结构越多,表示细胞越幼稚。国际血液学标准化委员会(ICSH)据此将其分为Ⅰ～Ⅳ型(表2-2)。

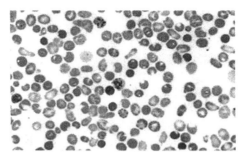

图 2-1　网织红细胞

表 2-2　网织红细胞分型及特征

分型	形态特征	正常存在部位
Ⅰ型（丝球型）	RNA 呈线团样几乎充满红细胞	仅存在骨髓中
Ⅱ型（网型或花冠型）	RNA 呈松散的线团样或网状	大量存在骨髓中，外周血很难见
Ⅲ型（破网型）	网状结构少，呈断线状或不规则枝状连接或排列	主要存在骨髓中，外周血可见少量
Ⅳ型（颗粒型或点粒型）	RNA 呈分散的颗粒状或短丝状	主要存在外周血中

一、检测原理

RET 检测方法有显微镜法、流式细胞术法和血液分析仪法。

（一）显微镜法

活体染料的碱性基团（带正电荷）可与网织红细胞嗜碱性物质 RNA 的磷酸基（带负电荷）结合，使 RNA 间负电荷减少而发生凝缩，形成蓝色颗粒状、线状甚至网状结构。在油镜下计数一定量红细胞中 RET 数，换算成百分率。如同时做 RBC 计数，则可计算出 RET 绝对值。

显微镜法 RET 活体染色染料有灿烂煌焦油蓝（brilliant cresyl blue，又称灿烂甲酚蓝）、新亚甲蓝（new methylene blue，又称新次甲基蓝）和中性红等，其评价见表 2-3。

表 2-3　显微镜法 RET 活体染色染料评价

染料	评价
煌焦油蓝	普遍应用，溶解度低，易形成沉渣附着于红细胞表面，影响计数；易受 Heinz 小体和 HbH 包涵体干扰
新亚甲蓝	对 RNA 着色强且稳定，Hb 几乎不着色，利于计数。WHO 推荐使用
中性红	浓度低、背景清晰，网织颗粒鲜明，不受 Heinz 小体和 HbH 包涵体干扰

(二)流式细胞术(flow cytometry,FCM)法

RET内RNA与碱性荧光染料(如派洛宁Y、吖啶橙、噻唑橙等)结合后,用流式细胞仪或专用自动网织红细胞计数仪进行荧光细胞(RET)计数,同时报告RET绝对值。仪器还可根据荧光强度(RNA含量)将RET分为高荧光强度(HFR)、中荧光强度(MFR)和低荧光强度(LFR),计算出RET成熟指数(reticulocyte maturation index,RMI)。

$$RMI\% = \frac{HFR+MFR}{LFR} \times 100$$

二、操作步骤

显微镜法(试管法)。

(1)加染液:在试管内加入染液数滴。

(2)加血染色:加入新鲜全血数滴,立即混匀,室温放置一定时间(CLSI推荐3~10分钟)。

(3)制备涂片:取混匀染色血滴制成薄片,自然干燥。

(4)观察:低倍镜下观察并选择红细胞分布均匀、染色效果好的部位。

(5)计数:①常规法,油镜下计数至少1 000红细胞数量中RET数。②Miller窥盘法,将Miller窥盘置于目镜内,分别计数窥盘小方格(A区)内成熟红细胞数和大格内(B区)RET数。

(6)计算:

$$常规法:RET\% = \frac{计数1\ 000个成熟红细胞中网织红细胞数}{1\ 000} \times 100$$

$$Miller窥盘法:RET\% = \frac{大方格内网织红细胞数}{小方格内红细胞数\times 9} \times 100$$

$$RET绝对值(个/L) = \frac{红细胞数}{L} \times RET(\%)$$

三、方法评价

网织红细胞计数的方法评价见表2-4。

表2-4 网织红细胞计数方法评价

方法	优点	缺点
显微镜法	操作简便、成本低、形态直观。试管法重复性较好、易复查,为参考方法。建议淘汰玻片法	影响因素多、重复性差、操作烦琐
流式细胞术法	灵敏度、精密度高,适合批量检测	仪器贵、成本高,成熟红细胞易被污染而影响结果

续表

方法	优点	缺点
血液分析仪法	灵敏度、精密度高,易标准化,参数多,适合批量检测	影响因素多,H-J 小体、有核红细胞、镰状红细胞、巨大血小板、寄生虫等可致结果假性增高

四、质量管理

(一)检验前管理

1.染液

煌焦油蓝染液最佳浓度为 1%,在 100 mL 染液中加入 0.4 g 柠檬酸三钠,效果更好。应储存于棕色瓶,临用前过滤。WHO 推荐使用含 1.6% 草酸钾的0.5% 新亚甲蓝染液。

2.标本因素

因 RET 在体外可继续成熟使数量逐渐减少,因此,标本采集后应及时处理。

3.器材和标本采集等要求

同红细胞计数。

(二)检验中管理

1.操作因素

(1)染色时间:室温低于 25 ℃时应适当延长染色时间或放置 37 ℃温箱内染色8～10 分钟。标本染色后应及时检测,避免染料吸附增多致 RET 计数增高。

(2)染液与血液比例以 1∶1 为宜,严重贫血者可适当增加血液量。

(3)使用 Miller 窥盘(ICSH 推荐):以缩小分布误差,提高计数精密度、准确度和速度。

(4)计数 RBC 数量:为控制 CV 为 10%,ICSH 建议根据 RET 数量确定所应计数 RBC 数量(表 2-5)。

表 2-5　ICSH:RET 计数 CV＝10% 时需镜检计数 RBC 数量

RET(%)	计数 Miller 窥盘小方格内 RBC 数量	相当于缩视野法计数 RBC 数量
1～2	1 000	9 000
3～5	500	4 500
6～10	200	1 800
11～20	100	900

(5)CLSI 规定计数时应遵循"边缘原则",即数上不数下、数左不数右。如忽视此原则对同一样本计数时,常规法计数结果可比窥盘法高 30%。

2.标本因素

(1)ICSH 和 NCCLS 规定:以新亚甲蓝染液染色后,胞质内凡含有 2 个以上网织颗粒的无核红细胞计为 RET。

(2)注意与非特异干扰物鉴别:RET 为点状或网状结构,分布不均;HbH 包涵体为圆形小体,均匀散布在整个红细胞中,一般在孵育 10~60 分钟后出现;Howell-Jolly 小体为规则,淡蓝色小体;Heinz 小体为不规则突起状,淡蓝色小体。

3.质控物

目前,多采用富含 RET 抗凝脐带血制备的质控品,通过定期考核检验人员对 RET 辨认水平进行 RET 手工法质量控制,但此法无法考核染色、制片等环节。CLSI 推荐 CPD 抗凝全血用于 RET 自动检测的质量控制物。

五、临床应用

(一)参考范围

参考范围见表 2-6。

表 2-6　网织红细胞参考范围

方法	人群	相对值(%)	绝对值($\times 10^9$/L)	LFR(%)	MFR(%)
手工法	成年人、儿童	0.5~1.5	24~84		
	新生儿	3.0~6.0			
FCM	成年人	0.7±0.5	43.6±19.0	78.8±6.6	18.7±5.1

(二)临床意义

外周血网织红细胞检测是反映骨髓红系造血功能的重要指标。临床应用主要如下。

1.评价骨髓增生能力与判断贫血类型

(1)增高:表示骨髓红细胞造血功能旺盛,见于各种增生性贫血,尤其是溶血性贫血,RET 可达 6%~8% 或以上,急性溶血时可达 20%~50% 或以上;红系无效造血时,骨髓红系增生活跃,外周血 RET 则正常或轻度增高。

(2)减低:见于各种再生障碍性贫血、单纯红细胞再生障碍性贫血等。RET <1% 或绝对值 <15×10^9/L 为急性再生障碍性贫血的诊断指标。

通常,骨髓释放入外周血 RET 主要为Ⅳ型,在血液中 24 小时后成为成熟红细胞。增生性贫血时,年轻 RET 提早进入外周血,需 2～3 天后才成熟,即在血液停留时间延长,使 RET 计数结果高于实际水平,不能客观反映骨髓实际造血能力。因 RET 计数结果与贫血严重程度(HCT 水平)和 RET 成熟时间有关,采用网织红细胞生成指数(reticulocyte production index,RPI)可校正 RET 计数结果。

$$RPI=\frac{患者\ HCT}{正常\ HCT(0.45)}\times\frac{患者\ RET(\%)}{RET\ 成熟时间(d)}$$

HcT/RET 成熟时间(d)关系为:(0.39～0.45)/1,(0.34～0.38)/1.5,(0.24～0.33)/2.0,(0.15～0.23)/2.5 和<0.15/3.0。正常人 RPI 为 1;RPI<1 提示贫血为骨髓增生低下或红系成熟障碍所致;RPI>3 提示贫血为溶血或失血,骨髓代偿能力良好。

2.观察贫血疗效

缺铁性贫血或巨幼细胞贫血分别给予铁剂、维生素 B_{12} 或叶酸治疗,2～3 天后 RET 开始增高,7～10 天达最高(10%左右),表明治疗有效,骨髓造血功能良好。反之,表明治疗无效,提示骨髓造血功能障碍。EPO 治疗后 RET 也可增高达 2 倍之多,8～10 天后恢复正常。

3.放疗、化疗监测

放疗和化疗后造血恢复时,可见 RET 迅速、短暂增高。检测幼稚 RET 变化是监测骨髓恢复较敏感的指标,出现骨髓抑制时,HFR 和 MFR 首先降低,然后出现 RET 降低。停止放疗、化疗,如骨髓开始恢复造血功能,上述指标依次上升,可同时采用 RMI 监测,以适时调整治疗方案,避免造成骨髓严重抑制。

4.骨髓移植后监测骨髓造血功能恢复

骨髓移植后第 21 天,如 RET>15×10^9/L,常表示无移植并发症。如 RET<15×10^9/L 伴中性粒细胞和血小板增多,提示骨髓移植失败可能,此可作为反映骨髓移植功能良好指标,且不受感染影响。

第三节　血红蛋白测定

血红蛋白(hemoglobin,Hb)为成熟红细胞主要成分,在人体中幼、晚幼红细胞和网织红细胞中合成,由血红素和珠蛋白组成结合蛋白质,分子量为 64 458。

每个 Hb 分子含有4条珠蛋白肽链,每条肽链结合 1 个亚铁血红素,形成具有四级空间结构四聚体。亚铁血红素无种属特异性,由 Fe^{2+} 和原卟啉组成。Fe^{2+} 位于原卟啉中心,有 6 个配位键,其中 4 个分别与原卟啉分子中 4 个吡咯 N 原子结合,第 5 个与珠蛋白肽链的 F 肽段第 8 个氨基酸(组氨酸)的咪唑基结合,第 6 个配位键能可逆地与 O_2 和 CO_2 结合。当某些强氧化剂将血红蛋白 Fe^{2+} 氧化成 Fe^{3+} 时,则失去携氧能力。珠蛋白具有种属特异性,其合成与氨基酸排列受独立的基因编码控制。每个珠蛋白分子由 2 条 α 类链与 2 条非 α 类链组成,非 α 类链包括 β、γ、δ、ε 等。人类不同时期血红蛋白的种类、肽链组成和比例不同(表 2-7)。

表 2-7　不同时期血红蛋白种类、肽链组成和比例

时期	种类	肽链	比例
胚胎时期	血红蛋白 Gower-1(Hb Gower-1)	$\xi_2\varepsilon_2$	
	血红蛋白 Gower-2(Hb Gower-2)	$\alpha_2\xi_2$	
	血红蛋白 Portland(Hb Portland)	$\xi_2\gamma_2$	
胎儿时期	胎儿血红蛋白(HbF)	$\alpha_2\gamma_2$	新生儿>70%,1 岁后<2%
成人时期	血红蛋白 A(HbA)	$\alpha_2\beta_2$	90%以上
	血红蛋白 A2(HbA2)	$\alpha_2\delta_2$	2%~3%
	胎儿血红蛋白(HbF)	$\alpha_2\gamma_2$	<2%

血红蛋白在红细胞中以多种状态存在。生理条件下,99％Hb 铁呈 Fe^{2+} 状态,称为还原血红蛋白(deoxyhemoglobin,reduced hemoglobin,Hbred);Fe^{2+} 状态的 Hb 可与 O_2 结合,称为氧合血红蛋白(oxyhemoglobin,HbO_2);如果 Fe^{2+} 被氧化成 Fe^{3+},称为高铁血红蛋白(methemoglobin,MHb,Hi)。如第 6 个配位键被 CO 占据,则形成碳氧血红蛋白(carboxyhemoglobin,HbCO),其比 O_2 的结合力高240 倍;如被硫占据(在含苯肼和硫化氢的环境中)则形成硫化血红蛋白(sulfhemoglobin,SHb),这些统称为血红蛋白衍生物。

Hb 测定方法有多种,现多采用比色法,常用方法有氰化高铁血红蛋白(hemiglobincvanide,HiCN)测定法、十二烷基硫酸钠血红蛋白(sodium dodecyl sulfate hemoglobin,SDS-Hb)测定法、叠氮高铁血红蛋白(hemiglobin azide,HiN_3)测定法、碱羟高铁血红素(alkaline heamatindetergent,AHD_{575})测定法和溴代十六烷基三甲胺(CTAB)血红蛋白测定法等。HiCN 测定法为目前最常用 Hb 测定方法,1966 年,国际血液学标准化委员会(International Council for

Standardization in Haematology，ICSH）推荐其作为 Hb 测定标准方法。1978 年，国际临床化学联合会（International Federation of Clinical Chemistry，IFCC）和国际病理学会（International Academy of Pathology，IAP）联合发表的国际性文件中重申了 HiCN 法。HiCN 法也是 WHO 和 ICSH 推荐的 Hb 测定参考方法。本节重点介绍 HiCN 测定法。

一、检测原理

HiCN 法是在 HiCN 转化液中，红细胞被溶血剂破坏后，高铁氰化钾可将各种血红蛋白（SHb 除外）氧化为高铁血红蛋白（Hi），Hi 与氰化钾中 CN-结合生成棕红色氰化高铁血红蛋白（HiCN）。HiCN 最大吸收峰为 540 nm。在特定条件下，毫摩尔吸收系数为 44 L/（mmol·cm），根据测得吸光度，利用毫摩尔吸收系数计算或根据 HiCN 参考液制作标准曲线，即可求得待测标本血红蛋白浓度。

HiCN 转化液有多种，较为经典的有都氏（Drabkin's）液和文-齐（van Kampen and Zijlstra）液。WHO 和我国卫生行业标准 WS/T341-2011《血红蛋白测定参考方法》推荐使用文-齐液。血红蛋白转化液成分与作用见表 2-8。

表 2-8　血红蛋白转化液成分与作用

稀释液	试剂成分	作用
都氏液	$K_3Fe(CN)_6$、KCN	形成 HiCN
	$NaHCO_3$	碱性，防止高球蛋白致标本浑浊
文-齐液	$K_3Fe(CN)_6$、KCN	形成 HiCN
	非离子型表面活性剂	溶解红细胞、游离 Hb，防止标本浑浊
	KH_2PO_4（无水）	维持 pH 在 7.2 ± 0.2，防止高球蛋白致标本浑浊

二、操作步骤

（一）直接测定法

（1）加转化液：在试管内加入 HiCN 转化液。

（2）采血与转化：取全血加入试管底部，与转化液充分混匀，静置一定时间。

（3）测定吸光度：用符合 WHO 标准的分光光度计，波长 540 nm、光径 1.000 cm，以 HiCN 试剂调零，测定标本吸光度。

（4）计算：换算成单位体积血液内血红蛋白浓度。

（二）参考液比色测定法

如无符合 WHO 标准分光光度计，则采用此法。

（1）按直接测定法（1）~（3）步骤测定标本吸光度。

（2）制作 HiCN 参考液标准曲线：将 HiCN 参考液倍比稀释成多种浓度的 Hb 液，按标本测定条件分别测定吸光度，绘制标准曲线。通过标准曲线查出待测标本 Hb 浓度。

三、方法评价

血红蛋白测定方法评价见表 2-9。

表 2-9　血红蛋白测定方法评价

方法	优点	缺点
HiCN	操作简便、快速，除 SHb 外均可被转化，显色稳定；试剂及参考品易保存，便于质量控制；已知吸收系数，为参考方法。测定波长 540 nm	①KCN 有剧毒。②高白细胞和高球蛋白可致浑浊。③HbCO 转化慢
SDS-Hb	试剂无公害，操作简便，呈色稳定，准确度和精密度高，为次选方法。测定波长 538 nm	①SDS-Hb 消光系数未确定，标准曲线制备或仪器校正依赖 HiCN 法。②SDS 质量差异性大。③SDS 溶血性强，破坏白细胞，不适于溶血后同时计数 WBC
HiN₃	显色快且稳定，准确度和精密度较高，试剂毒性低（为 HiCN 法的 1/7）。测定波长 542 nm	①HbCO 转化慢。②试剂有毒
AHD₅₇₅	试剂简单无毒，显色稳定。准确度和精密度较高。以氯化血红素为标准品，不依赖 HiCN 法。测定波长 575 nm	①测定波长 575 nm，不便于自动化分析。②采用氯化血红素作标准品纯度达不到标准
CTAB	溶血性强，但不破坏白细胞	精密度和准确度较上法略低

四、质量管理

（一）检验前管理

1.器材

（1）分光光度计校准：分光光度计波长、吸光度、灵敏度、稳定性、线性和准确度均应校正。波长：误差为 ± 1 nm；杂光影响仪器线性、灵敏度和准确性，应采用钕镁滤光片校正；杂光水平控制在1.5%以下；HiCN 参考品法：$A_{\lambda 540\,nm}/A_{\lambda 504\,nm}=1.590\sim1.630$。

（2）比色杯光径 1.000 cm，允许误差为 $\pm 0.5\%$，用 HiCN 试剂作空白，波长 710~800 nm，吸光度应 HiCN<0.002。

（3）微量吸管及玻璃刻度吸管规格应符合要求或经校正。

（4）制作标准曲线或标定 K 值：每更换 1 次转化液或仪器使用一段时间后应重新制作标准曲线或标定 K 值。

2.试剂

（1）HiCN 转化液：应使用非去离子蒸馏水配制，pH 7.0～7.4，滤纸过滤后 $A_{10\ mm}^{\lambda540\ nm}<0.001$；用有塞棕色硼硅玻璃瓶避光储存于 4～10 ℃，储存在塑料瓶可致 CN^- 丢失，冰冻保存可因结冰致高铁氰化钾还原失效；变绿或浑浊不能使用；Hb（除 SHb 和 HbCO 外）应在 5 分钟内完全转化；配制试剂应严格按照剧毒品管理程序操作。

（2）HiCN 参考液（标准液）：纯度应符合 ICSH 规定的扫描图形，即在 450～750 nm 波长范围吸收光谱应符合波峰在 540 nm、波谷在 504 nm、$A_{\lambda540\ nm}/A_{\lambda504\ nm}$ 为 1.590～1.630 和 $A_{\lambda750\ nm}\leqslant0.003$；无菌试验（普通和厌氧培养）阴性；精密度 CV≤0.5%；准确度以 WHO 和 HiCN 参考品为标准，测定值与标示值之差≤±0.5%；稳定性，3 年内不变质、测定值不变；棕色瓶分装，每支不少于 10 mL；在有效期内 $A_{\lambda540\ nm}/A_{\lambda504\ nm}$ 为1.590～1.630。

（3）HiCN 工作参考液：测定值与标定值之差为±1%。其他要求同参考液。

（4）溶血液：以参考液为标准，随机抽取 10 支测定，其精密度（CV）小于 1%；准确度测定值与标示值误差为±1%；稳定 1 年以上，每支不少于 0.5 mL，包装密封好；其纯度标准达到 HiCN 工作参考液。

3.其他

标本采集等要求同红细胞计数。临床实验室标准委员会（CLSI）推荐采用 EDTA 抗凝静脉血。

（二）检验中管理

1.标本因素

（1）血浆中脂质或蛋白质（异常球蛋白）含量增高、WBC＞20×10^9/L、PLT＞700×10^9/L、HbCO 增高，因浊度增加引起血红蛋白假性增高。因白细胞过多引起的浑浊，可离心后取上清液比色；如为球蛋白异常增高所致，可向转化液中加入少许固体 NaCl（约 0.25 g）或 K_2CO_3（约 0.1 g），混匀后可使溶液澄清。

（2）HbCO 转化为 HiCN 的速度较慢，可达数小时，加大试剂中 $K_3Fe(CN)_6$ 的用量（×5），转化时间可为5分钟，且不影响检测结果。

2.其他

（1）转化液稀释倍数应准确。

（2）红细胞应充分溶解。

（3）应定期检查标准曲线和换算常数 K。

3.IQC 及 EQA

（1）国际通用评价方法：血红蛋白允许总误差是靶值±7%。

（2）质量控制物：枸橼酸-枸橼酸钠-葡萄糖（acid citrate dextrose，ACD）抗凝全血质控物可用于多项血细胞参数的质量控制；醛化半固定红细胞可用于红细胞和血红蛋白质量控制；溶血液、冻干全血可用于单项血红蛋白质量控制。其中，定值溶血液适用于手工法血红蛋白质量控制。

（三）检验后管理

1.标本因素

某些因素可影响检测结果，如大量失血早期，主要是全身血容量减少，而血液浓度改变很少，红细胞和血红蛋白检测结果很难反映贫血存在。如各种原因所致脱水或水潴留，影响血浆容量，造成血液浓缩或稀释，红细胞和血红蛋白检测结果增加或减少，影响临床判断。

2.废液处理

检测完毕后，将废液集中于广口瓶中，以水1：1稀释废液，再向每升稀释废液中加入 35 mL 次氯酸钠溶液（或 40 mL"84"消毒液），混匀后敞开容器口放置 15 小时以上才能进一步处理。HiCN 废液不能与酸性溶液混合，因氰化钾遇酸可产生剧毒的氢氰酸气体。

五、临床应用

（一）参考范围

红细胞及血红蛋白参考范围见表 2-10。

表 2-10　红细胞及血红蛋白参考范围

人群	RBC($\times 10^{12}$/L)	Hb(g/L)
成年男性	4.09～5.74	131～172
成年女性	3.68～5.13	113～151
新生儿	5.2～6.4	180～190
婴儿	4.0～4.3	110～120
儿童	4.0～4.5	120～140
老年男性（>70 岁）		94～122
老年女性（>70 岁）		87～112

(二)临床意义

血红蛋白测定与红细胞计数临床意义相似,但某些贫血两者减少程度可不一致;红细胞计数可判断红细胞减少症和红细胞增多症,判断贫血程度时血红蛋白测定优于红细胞计数。因此,两者同时测定更具临床应用价值。

1.生理变化

(1)生理性增高:见于机体缺氧状态,如高原生活、剧烈体力活动等;肾上腺素增高,如冲动、兴奋和恐惧等情绪波动;长期重度吸烟;雄激素增高(如成年男性高于女性);一天内上午 7 时最高;静脉压迫时间>2 分钟增高 10%;毛细血管血比静脉血高 10%~15%;应用毛果芸香碱、钴、肾上腺素、糖皮质激素药物等,红细胞一过性增高。

(2)生理性减低:见于生理性贫血,如 6 个月到 2 岁婴幼儿为造血原料相对不足所致,老年人为造血功能减退所致,孕妇为血容量增加、血液稀释所致;长期饮酒减少约 5%。生理因素影响与同年龄、性别人群的参考范围相比,一般波动在±20%以内。

2.病理性变化

(1)病理性增高:成年男性 RBC>6.0×10^{12}/L,Hb>170 g/L;成年女性 RBC>6.5×10^{12}/L,Hb>160 g/L为红细胞和血红蛋白增高。①相对增高:见于呕吐、高热、腹泻、多尿、多汗、水摄入严重不足和大面积烧伤等因素造成暂时性血液浓缩。②继发性增高:见于缺氧所致 EPO 代偿性增高疾病,如慢性心肺疾病、异常血红蛋白病和肾上腺皮质功能亢进等;病理性 EPO 增高疾病,如肾癌、肝细胞癌、卵巢癌、子宫肌瘤和肾积水等。③原发性增高:见于真性红细胞增多症和良性家族性红细胞增多症等。

(2)病理性减低:各种病理因素所致红细胞、血红蛋白、血细胞比容低于参考范围下限,称为贫血。贫血诊断标准见表 2-11。根据病因和发病机制贫血可分为 3 大类(表 2-12)。此外,某些药物可致红细胞减少引起药物性贫血。

表 2-11 贫血诊断标准(海平面条件)

	Hb(g/L)	HCT	RBC($\times10^{12}$/L)
成年男性	120	0.40	4.0
成年女性	110(孕妇低于100)	0.35	3.5
出生 10 天以内新生儿	145		
1 月以上婴儿	90		
4 月以上婴儿	100		
6 个月至 6 岁儿童	110		
6~14 岁儿童	120		

表 2-12　根据病因及发病机制贫血分类

病因及发病机制	常见疾病
红细胞生成减少	
骨髓造血功能障碍	
干细胞增殖分化障碍	再生障碍性贫血,单纯红细胞再生障碍性贫血,急性造血功能停滞,骨髓增生异常综合征等
骨髓被异常组织侵害	骨髓病性贫血,如白血病、多发性骨髓瘤、骨髓纤维化、骨髓转移癌等
骨髓造血功能低下	继发性贫血,如肾病、肝病、慢性感染性疾病、内分泌疾病等
造血物质缺乏或利用障碍	
铁缺乏或铁利用障碍	缺铁性贫血,铁粒幼细胞性贫血等
维生素 B_{12} 或叶酸缺乏	巨幼细胞贫血等
红细胞破坏过多	
红细胞内在缺陷	
红细胞膜异常	遗传性球形、椭圆形、口形红细胞增多症,PNH
红细胞酶异常	葡萄糖-6-磷酸脱氢酶缺乏症,丙酮酸激酶缺乏症等
血红蛋白异常	珠蛋白生成障碍性贫血,异常血红蛋白病,不稳定血红蛋白病
红细胞外在异常	
免疫溶血因素	自身免疫性、新生儿同种免疫性、药物诱发,血型不合输血等
理化感染等因素	微血管病性溶斑性贫血,化学物质、药物、物理、生物因素所致溶血
其他	脾功能亢进
红细胞丢失增加	
急性失血	大手术,严重外伤,脾破裂,异位妊娠破裂等
慢性失血	月经量多,寄生虫感染(钩虫病),痔疮等

红细胞计数和血红蛋白测定的医学决定水平如下:当 $RBC > 6.8 \times 10^{12}/L$ 应采取治疗措施;$RBC < 3.5 \times 10^{12}/L$ 为诊断贫血界限。临床上,常以血红蛋白量判断贫血程度,$Hb < 120\ g/L$(女性 $Hb < 110\ g/L$)为轻度贫血;$Hb < 90\ g/L$ 为中度贫血;$Hb < 60\ g/L$ 为重度贫血;$Hb < 30\ g/L$ 为极重度贫血;当 $RBC < 1.5 \times 10^{12}/L$,$Hb < 45\ g/L$ 时,应考虑输血。

第四节　血细胞比容测定

血细胞比容（hematocrit，HCT）又称红细胞压积（packed cell volume，PCV），是在规定条件下离心沉淀压紧红细胞在全血中所占体积比值。

一、检验原理

（一）微量法

一定量抗凝血液，经一定速度和时间离心沉淀后，计算压紧红细胞体积占全血容积的比例，即为血细胞比容。

（二）温氏法

温氏法与微量法同属离心沉淀法，微量法用高速离心，温氏法则为常量、中速离心。

（三）电阻抗法

电阻抗法为专用微量血细胞比容测定仪。根据血细胞相对于血浆为不良导体的特性，先用仪器测定标准红细胞含量的全血电阻抗值，再以参考方法测定其HCT，计算出HCT与电阻抗值之间的数量关系（校正值），再利用待测标本测定电阻抗值间接算出标本HCT。

（四）其他方法

放射性核素法、比重计法、折射仪法和黏度计法等。

二、操作步骤

微量法。

（1）采血：常规采集静脉EDTA-K$_2$抗凝血。

（2）吸血：用虹吸法将血液吸入专用毛细管。

（3）封口：将毛细管吸血端垂直插入密封胶封口。

（4）离心：毛细管置于离心机，以一定相对离心力（relative centrifugal force，RCF）离心数分钟。

（5）读数：取出毛细管，置于专用读数板中读数，或用刻度尺测量红细胞柱（以还原红细胞层表层的红细胞高度为准）、全血柱长度，计算两者比值即为血细胞比容。如HCT＞0.5时，须再离心5分钟。

三、方法评价

临床常用 HCT 检测方法评价见表 2-13。

表 2-13　常用 HCT 检测方法评价

方法	优点	缺点
微量法	快速(5 分钟)、标本用量小、结果准确、重复性好,可批量检测。WHO 推荐参考方法	血浆残留少,需微量血液离心机
微量法(计算法)	ICSH(2003)推荐为候选参考方法,可常规用于 HCT 测定校准,HCT =(离心 HCT - 1.011 9)/0.973 6	需用参考方法测定全血 Hb 和压积红细胞 Hb 浓度。HCT = 全血 Hb/压积红细胞 Hb
温氏法	操作简单,无须特殊仪器,广泛应用	不能完全排除残留血浆,需单独采血,用血量大
血液分析仪法	简便、快速、精密度高,无须单独采血	需定期校正仪器
放射性核素法	准确性最高,曾被 ICSH 推荐为参考方法	操作烦琐,不适用于临床批量标本常规检测

四、质量管理

(一)检验前管理

(1)器材:应清洁干燥。CLSI 规定专用毛细管规格应符合要求(长 75 mm±0.5 mm,内径1.155 mm±0.085 mm,管壁厚度 0.20 mm,允许 0.18～0.23 mm,刻度清晰)。密封端口底必须平滑、整齐。离心机离心半径＞8.0 cm,能在 30 秒内加速到最大转速,在转动圆周边 RCF 为 10 000～15 000 g 时,转动5 分钟,转盘温度不超过 45 ℃。

(2)采血:空腹采血,以肝素或 EDTA-K$_2$ 干粉抗凝,以免影响红细胞形态和改变血容量。采血应顺利,静脉压迫时间超过 2 分钟可致血液淤积和浓缩,最好不使用压脉带。应防止组织液渗入、溶血或血液凝固。

(3)CLSI 规定标本应储存在 22 ℃±4 ℃,并在 6 小时内检测。

(二)检验中管理

1.操作因素

(1)注血:抗凝血在注入离心管前应反复轻微振荡,使 Hb 与氧充分接触;注入时应防止气泡产生。吸入血量在管长 2/3 处为宜;用优质橡皮泥封固(烧融封固法会破坏红细胞),确保密封。

（2）离心速度和时间：CLSI 和 WHO 建议微量法 RCF 为 10 000～15 000 g，RCF(g)＝1.118×有效离心半径(cm)×(r/min)²。

（3）放置毛细管的沟槽应平坦，胶垫应富有弹性。一旦发生血液漏出，应清洁离心盘后重新测定。

（4）结果读取与分析：应将毛细管底部红细胞基底层与标准读数板基线（0 刻度线）重合，读取自还原红细胞层以下红细胞高度。同一标本 2 次测定结果之差不可大于 0.015。

2.标本因素

（1）红细胞增多（症）、红细胞形态异常时（如小红细胞、椭圆形红细胞或镰状红细胞）可致血浆残留量增加，HCT 假性增高，WHO 建议这类标本离心时间应至少延长 3 分钟。

（2）溶血和红细胞自身凝集可使 HCT 假性降低。

（三）检验后管理

如离心后上层血浆有黄疸或溶血现象应予以报告，以便临床分析。必要时可参考 RBC、Hb 测定结果，以核对 HCT 测定值的可靠性。

五、临床应用

（一）参考范围

微量法：成年男性为 0.380～0.508，成年女性为 0.335～0.450。

（二）临床意义

（1）HCT 增高或降低：其临床意义见表 2-14。HCT 与 RBC、MCV 和血浆量有关。红细胞数量增多、血浆量降低或两者兼有可致 HCT 增高；反之 HCT 降低。

（2）作为临床补液量参考：各种原因致机体脱水，HCT 均增高，补液时应监测 HCT，当 HCT 恢复正常时表示血容量得到纠正。

（3）用于贫血的形态学分类：计算红细胞平均体积和红细胞平均血红蛋白浓度。

（4）作为真性红细胞增多症的诊断指标：当 HCT＞0.7，RBC 为 $(7～10)×10^{12}/L$ 和 Hb＞180 g/L 时即可诊断。

表 2-14 HCT 测定临床意义

HCT	原因
增高	血浆量减少：液体摄入不足、大量出汗、严重腹泻或呕吐、多尿、大面积烧伤
	红细胞增多：真性红细胞增多症、缺氧、肿瘤、EPO 增多
降低	血浆量增多：竞技运动员、妊娠、原发性醛固酮增多症、补液过多
	红细胞减少：各种原因的贫血、出血

（5）作为血液流变学指标：增高表明红细胞数量偏高，全血黏度增加。严重者表现为高黏滞综合征，易致微循环障碍、组织缺氧，故可辅助监测血栓前状态。

RBC、Hb、HCT 每个参数均可作为贫血或红细胞增多的初筛指标，由于临床产生贫血的原因不同，其红细胞数量、大小和形态改变各有特征，因此，必须联合检测和综合分析，才可获得更有价值的临床信息。

第五节 红细胞平均指数测定

红细胞平均指数（值）包括平均红细胞体积、平均红细胞血红蛋白含量、平均红细胞血红蛋白浓度 3 项指标，是依据 RBC、Hb、HCT 三个参数间接计算出来的，能较深入地反映红细胞内在特征，为贫血鉴别诊断提供更多线索。

一、检验原理

对同一抗凝血标本同时进行 RBC、Hb 和 HCT 测定，再按下列公式计算 3 种红细胞平均指数。

（一）平均红细胞体积

平均红细胞体积（mean corpuscular volume，MCV）是指红细胞群体中单个红细胞体积的平均值。单位：飞升（fL，1 fL＝10^{-15} L）。

$$MCV = \frac{HCT}{RBC} \times 10^{15} \, (fL)$$

（二）平均红细胞血红蛋白含量

平均红细胞血红蛋白含量（mean corpuscular hemoglobin，MCH）是指红细

胞群体中单个红细胞血红蛋白含量的平均值。单位:皮克(Pg,1 pg $= 10^{-12}$ g)。

$$MCH = \frac{Hb}{RBC} \times 10^{12} \, (Pg)$$

(三)平均红细胞血红蛋白浓度

平均红细胞血红蛋白浓度(mean corpuscular hemoglobin concentration, MCHC)是指红细胞群体中单个(全部)红细胞血红蛋白含量的平均值。单位:g/L。

$$MCHC = \frac{Hb}{HCT} \, (g/L)$$

二、操作步骤

红细胞计数、血红蛋白测定和血细胞比容测定参见本章相关内容。

三、方法评价

手工法红细胞平均指数测定不需特殊仪器,但计算费时,又易出错。

四、质量管理

红细胞平均指数是根据 RBC、Hb、HCT 结果演算而来,其准确性受此三个参数的影响,因此,必须采用同一抗凝血标本同时测定 RBC、Hb 和 HCT。此外,红细胞平均值只表示红细胞总体平均值,"正常"并不意味着红细胞无改变,如溶血性贫血、白血病性贫血属正细胞性贫血,但红细胞可有明显大小不均和异形,须观察血涂片才能得出较为准确的诊断。

五、临床应用

(一)参考范围

MCV、MCH、MCHC 参考范围见表 2-15。

表 2-15　MCV、MCH、MCHC 参考范围

人群	MCV(fL)	MCH(Pg)	MCHC(g/L)
成年人	80~100	26~34	320~360
1~3 岁	79~104	25~32	280~350
新生儿	86~120	27~36	250~370

(二)临床意义

依据 MCV、MCH、MCHC 三项指标有助于贫血观察,对贫血的形态学分类有鉴别作用(表 2-16)。如缺铁性贫血和珠蛋白生成障碍性贫血都表现为小细胞

低色素性贫血,但前者在血涂片上可见红细胞明显大小不均。如缺铁性贫血合并巨幼细胞贫血表现为小红细胞和大红细胞明显增多,但 MCV、MCH 正常。

表 2-16 MCV、MCH、MCHC 在贫血分类中的意义

指数	临床应用		
	正常	增高	减低
MCV	大部分贫血:如慢性炎症、慢性肝肾疾病、内分泌疾病、消化不良、吸收不良、恶性肿瘤所致贫血、急性失血和溶血性贫血、部分再生障碍性贫血	巨幼细胞贫血、吸烟、肝硬化、乙醇中毒;同时出现小红细胞和大红细胞疾病,如缺铁性贫血合并巨幼细胞贫血、免疫性溶血性贫血、微血管病性溶血性贫血	铁、铜、维生素 B_6 缺乏性贫血,铁缺乏最常见
MCH	同上	叶酸、维生素 B_{12} 缺乏等所致大细胞性贫血	铁、铜、维生素 B_6 缺乏性贫血
MCHC	同上,大多数都正常	遗传性球形红细胞增多症、高滴度冷凝集素	铁、铜、维生素 B_6 缺乏性贫血,Hb 假性降低或 HCT 假性增高

第六节 红细胞沉降率测定

红细胞沉降率(erythrocyte sedimentation rate,ESR)简称血沉,是指在一定条件下,离体抗凝血在静置过程中,红细胞自然下沉的速率。红细胞膜表面唾液酸带负电荷,可在红细胞表面形成 zeta 电位,彼此相互排斥,形成 25 nm 间距,因此,具有一定悬浮流动性,下沉缓慢。红细胞下沉过程分为 3 个时段:①红细胞缗钱状聚集期,约需 10 分钟。②红细胞快速沉降期,约 40 分钟。③红细胞堆积期,约需 10 分钟。此期红细胞下降缓慢,逐渐紧密堆积于容器底部。

一、检测原理

(一)魏氏法

将枸橼酸钠抗凝血置于特制刻度血沉管内,垂直立于室温中,因红细胞比重大于血浆,在离体抗凝血中能克服血浆阻力下沉。1 小时时读取红细胞上层血

浆的高度值(mm/h),即代表红细胞沉降率。

(二)自动血沉仪法

根据红细胞下沉过程中血浆浊度的改变,采用光电比浊、红外线扫描或摄影法动态检测红细胞下沉各个时段红细胞与血浆界面处血浆的透光度。微电脑显示并自动打印血沉结果以及红细胞下沉高度(H)与对应时间(t)的 H-t 曲线。

二、操作步骤

(一)魏氏法

1.采血

采集 1:4 枸橼酸钠抗凝静脉血。

2.吸血

用魏氏血沉管吸取充分混匀的抗凝血。

3.直立血沉管

将血沉管垂直立于血沉架,室温静置。

4.读数

1 小时时准确读取红细胞下沉后上层血浆的高度值(mm/h),即为 ESR。

(二)自动血沉仪法

目前临床广泛应用的自动血沉仪主要有两种类型。

1.温氏法血沉仪

采用温氏法塑料血沉管测定 1:4 枸橼酸钠抗凝静脉血。仪器每 45 秒扫描 1 次,30 分钟后报告温氏法和换算后的魏氏法两种结果;并打印 H-t 曲线。

2.魏氏法血沉仪

1:4 枸橼酸钠抗凝静脉血放入测定室后,仪器自动定时摄像或用红外线扫描。将红细胞下沉过程中血浆浊度变化进行数字转换,1 小时后根据成像情况及数字改变计算血浆段高度,经数据处理报告魏氏法血沉结果(mm/h)。

三、方法评价

(一)魏氏法

魏氏法为传统手工法,也是 ICSH 推荐参考方法。ICSH、CLSI 以及 WHO 均有血沉检测标准化文件。ICSH(1993 年)和 CLSI H2-A4(2000 年)方法,均以魏氏法为基础,对血沉测定参考方法或标准化方法制定操作规程,对血沉管规格、抗凝剂使用、血液标本制备和检测方法等重新做了严格规定。魏氏法操作简便,只反映血沉终点变化,耗时、易造成污染、缺乏特异性,一次性血沉测定器材成本高、质量难以保证。温氏法则按 HCT 测定方法要求采血,通过血沉方程 K 值计算,克服了贫血对结果影响,多用于血液流变学检查。

(二)自动血沉仪法

操作简单,可动态检测血沉全过程,且自动、微量、快速、重复性好、不受环境温度影响,适于急诊患者。温氏法血沉仪测试时将血沉管倾斜,势必造成人为误差。CLSI 建议血沉仪法可采用 EDTA 抗凝血,即可与血液分析仪共用 1 份抗凝血标本,并采用密闭式采血系统,但尚未广泛应用。

四、质量管理

(一)检验前

1.生理因素

患者检查前应控制饮食,避免一过性高脂血症使 ESR 加快。

2.药物影响

输注葡萄糖、白明胶和聚乙烯吡咯烷酮等,2 天内不宜做 ESR 检验。

3.标本因素

静脉采血应在 30 秒内完成,不得有凝血、溶血、气泡,不能混入消毒液;枸橼酸钠(0.109 mmol/L,AR 级)应新鲜配制(4 ℃保存 1 周),与血液之比为 1:4,混匀充分;标本室温下放置小于 4 小时,4 ℃保存小于 12 小时,测定前应置室温平衡至少 15 分钟(CLSI 建议)。

4.器材

器材应清洁干燥。魏氏血沉管应符合 ICSH 规定标准,即管长(300.0±1.5)mm;两端相通、端口平滑;表面自上而下刻有规范的 0~200 mm 刻度,最小分度值 1 mm(误差≤0.02 mm);管内径(2.55±0.15)mm,内径均匀误差≤0.05 mm。

(二)检验中

1.操作因素

(1)吸血:吸血量应准确,避免产生气泡。

(2)血沉管装置:严格垂直(CLSI 规定倾斜不能超过 2°)、平稳放置,并防止血液外漏。如血沉管倾斜,血浆沿一侧管壁上升,红细胞则沿另一侧管壁下沉,受到血浆逆阻力减小,下沉加快(倾斜 3°,ESR 可增加 30%)。

(3)测定温度:要求为 18~25 ℃,室温过高应查血沉温度表校正结果,室温低于 18 ℃应放置 20 ℃恒温箱内测定。

(4)测定环境:血沉架应避免直接光照、移动和振动。

(5)测定时间:严格控制在(60±1)分钟读数。

(6)质控方法:ICSH 规定 ESR 测定参考方法的质控标本为 EDTA 抗凝静脉血,HCT≤0.35,血沉值在 15～105 mm/h 之间,测定前至少颠倒混匀 12 次(CLSI 推荐),按"常规工作方法"同时进行测定。用参考方法测定其 95% 置信区间应控制在误差在±0.5 mm/h。

2.标本因素

(1)血浆因素:与血浆蛋白质成分及比例有关,使血沉加快的主要因素是带正电荷大分子蛋白质,其削弱红细胞表面所带负电荷,使红细胞发生缗钱状聚集,红细胞总表面积减少,受到血浆逆阻力减小,且成团红细胞质量超过了血浆阻力,因而下沉。带负电荷小分子蛋白质作用则相反。

(2)红细胞因素:包括红细胞数量、大小、厚度和形态等。总之,血浆因素对血沉影响较大,红细胞因素影响较小。影响血沉的因素见表 2-17。

表 2-17　影响血沉测定结果血浆和红细胞因素

内在因素	影响因素
血浆	
ESR 增快	①纤维蛋白原(作用最强),异常克隆性免疫球蛋白,γ、α、β 球蛋白和急性时相反应蛋白($α1\text{-}AT$、$α_2\text{-}M$、Fg)等。②胆固醇和甘油三酯等。③某些病毒、细菌、代谢物、药物(输注葡萄糖、白明胶、聚乙烯吡咯烷酮等)和抗原抗体复合物
ESR 减慢	清蛋白、磷脂酰胆碱和糖蛋白等
红细胞	
数量减少	表面积减少,血浆阻力减小,ESR 增快
数量增多	表面积增大,血浆阻力增大,ESR 减慢
形态异常	①球形、镰状红细胞增多或大小不均,不易形成缗钱状,表面积增大,ESR 减慢。②靶形红细胞增多,红细胞直径大、薄,易形成缗钱状,表面积减小,ESR 增快

(三)检验后

因血沉变化大多数由血浆蛋白质变化所致,这种变化对血沉影响持续。因此,复查血沉的时间至少应间隔 1 周。

五、临床应用

(一)参考范围

魏氏法:成年男性<15 mm/h,成年女性<20 mm/h。

(二)临床意义

ESR 用于疾病诊断缺乏特异性,也不能作为健康人群筛检指标,但用于某些疾病活动情况监测、疗效判断和鉴别诊断具有一定参考价值。

1.生理性加快

(1)年龄与性别:新生儿因纤维蛋白原含量低而红细胞数量较高,血沉较慢($\leqslant 2$ mm/h)。12 岁以下儿童因生理性贫血血沉稍快,但无性别差异。成年人,尤其 50 岁后,纤维蛋白原含量逐渐升高,血沉增快,且女性高于男性(女性平均 5 年递增 2.8 mm/h,男性递增 0.85 mm/h)。

(2)女性月经期:子宫内膜损伤及出血,纤维蛋白原增加,血沉较平时略快。

(3)妊娠与分娩:妊娠期 3 个月直至分娩 3 周后,因贫血、纤维蛋白原增加、胎盘剥离和产伤等影响,血沉加快。

2.病理性加快

病理性血沉加快临床意义见表 2-18。因白细胞直接受细菌毒素、组织分解产物等影响,其变化出现早,对急性炎症诊断及疗效观察更有临床价值。血沉多继发于急性时相反应蛋白增多的影响,出现相对较晚,故 ESR 用于慢性炎症观察,如结核病、风湿病活动性动态观察或疗效判断更有价值。

表 2-18 病理性血沉加快临床意义

疾病	临床意义
感染及炎症	急性炎症,血液中急性时相反应蛋白(α_1-AT、α_2-M、CRP、Tf、Fg 等)增高所致,为最常见原因。慢性炎症(结核病、风湿病、结缔组织炎症等)活动期增高,病情好转时减慢,非活动期正常,ESR 监测可动态观察病情
组织损伤	严重创伤和大手术、心肌梗死(为发病早期特征之一),与组织损伤所产生蛋白质分解产物增多和心肌梗死后3~4 天急性时相反应蛋白增多有关
恶性肿瘤	与 α_2-巨球蛋白、纤维蛋白原、肿瘤组织坏死、感染和贫血有关
自身免疫性疾病	与热休克蛋白增多有关。ESR 与 CRP、RF 和 ANA 测定具有相似灵敏度
高球蛋白血症	与免疫球蛋白增多有关,如多发性骨髓瘤、肝硬化、巨球蛋白血症、系统性红斑狼疮、慢性肾炎等
高脂血症	与甘油三酯、胆固醇增多有关,如动脉粥样硬化、糖尿病和黏液水肿等
贫血	与红细胞减少受血浆阻力减小有关

3.血沉减慢

血沉减慢一般无临床意义。见于低纤维蛋白原血症、充血性心力衰竭、真性红细胞增多症和红细胞形态异常(如红细胞球形、镰状和异形)。

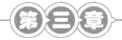

白细胞检验

第一节　白细胞计数

一、白细胞计数

人体外周围血中的白细胞包括粒细胞、淋巴细胞、单核细胞。它们通过不同方式、不同机制消灭病原体,消除变应原和参加免疫反应,产生抗体等从而保证机体健康。中性粒细胞、单核细胞起源于共同的祖细胞,即多向骨髓祖细胞(CFU-S)。CFD-S 既能增殖,又具有向不同细胞系分化的能力,平时处于静止状态。这种细胞占骨髓有核细胞数的 $0.5\%\sim1.0\%$,血循环中也可存在很少量。推测淋巴系祖细胞即与 CFD-S 属于同级的多向淋巴祖细胞,为 T 淋巴细胞和 B 淋巴细胞的共同祖细胞,存在于骨髓内。近年来对粒细胞动力学研究有很大进展,已知它起源于骨髓中向粒系发展的祖细胞。后者在体液因子(指集落刺激因子,也称粒细胞生成素)的调节下分化为原粒细胞,经数次有丝分裂而依次发育为早幼粒、中幼粒及晚幼粒细胞,后者已丧失分裂能力,仅继续发育为成熟的杆状核和分叶核细胞。一个原粒细胞经过增殖发育,最终生成 $8\sim32$ 个核粒细胞。目前常根据其发育阶段而将粒细胞群人为地划分为分裂池、成熟池、贮备池、循环池等。了解粒细胞动力学将有助于分析外周血中粒细胞增多、减少的原因。一般认为从原粒细胞发育为分叶核细胞共需 10 天左右。这一过程是在骨髓内进行。贮备池中的杆状核及分叶核粒细胞仅有约1/20释放到外周血中,大部分则仍存于贮备池内以便不断地补充损耗及应急需。成熟细胞进入积压液后构成积压液粒细胞池(total blood granulocyte pool,TBGP)。该池中约半数的粒细胞游离运行于血循环之中,构成循环粒细胞池(circulating granulocyte pool,CGP);另一半则附着于血管内壁而形成边缘粒细胞池(marginal granuulocyte pool,MGP)。白细胞计数时所得的白细胞值仅为循环池的粒细胞数。边缘池及循环池的粒细胞之间可以互相换位,并经常保持着动态平衡。由于许多因素的影响,这两个池中的粒细胞可一过性地从一方转向另一方面,从而导致白细胞计数结果呈较大幅度甚至成倍的波动。这一点在分析白细胞计数结果时必须予考虑。进入血液的粒细胞平均停留约 10 小时后,随即逸出血管壁而进入组织内或者体腔中,以行使其防御功能。这些细胞一般不再返回血管,在组织中发挥功能作用的时间为 1~2 天,其后即消失。消亡的粒细胞由骨髓释放的新生粒细胞加以补充,而保持周围血中白细胞数量的相对恒定。

白细胞计数有目视计数法和仪器计数法,以下仅介绍目视法。

(一)原理

用白细胞计数稀释液(多用稀乙酸溶液),将血液稀释一定倍数并破坏红细胞后,滴入盘中,在显微镜下计数一定范围内的白细胞数,经换算即可求得每升血液中各种白细胞的总数。

(二)参考值

成人:$(4\sim10)\times10^9/L$。

初生儿:$(15\sim20)\times10^9/L$。

6 月~2 岁:$(11\sim12)\times10^9/L$。

(三)临床意义

见白细胞分类计数部分。

二、白细胞分类计数

虽然多种类型白细胞分类自动化仪器相继问世,但因价格昂贵且其结果只起到筛选作用,迄今尚无一台仪器能完全代替显微镜血涂片进行白细胞分类检查。因此,临床上仍然采用传统的显微镜分类法。即将血液涂成薄膜,经瑞特染色后,于显微镜下,按白细胞形态学特征逐个分别计数,得出各种白细胞的比值或所占百分比。结合白细胞计数结果,可间接求出每升血中各种白细胞的绝对值。准确的白细胞分类计数结果,来源于扎实的血细胞形态学基础和质量优良的血涂片制作与染色,这也是质量控制的关键。

白细胞分类计数的意义如下。

（一）中性粒细胞

由于中性粒细胞占白细胞总数的 $50\%\sim70\%$，其增高和减低直接影响白细胞总数的变化。因此在临床检查中绝大多数病例白细胞总数实际反映着中性粒细胞变化，所以以下介绍的白细胞总数的临床意义的主要指中性粒细胞的变化。

1.中性粒细胞数时量变化

（1）中性粒细胞生理性增多。

年龄：初生儿白细胞较高，一般在 $15\times10^9/L$ 左右，个别可高达 $30\times10^9/L$ 以上。通常在 $3\sim4$ 天后降至 $10\times10^9/L$ 左右，约保持 3 个月，然后逐渐降低至成人水平。初生儿外周血白细胞主要为中性粒细胞。到第 $6\sim9$ 天逐渐下降至与淋巴细胞大致相等，以后淋巴细胞逐渐增多，整个婴儿期淋巴细胞数均较高，可达 70%。到 $2\sim3$ 天后，淋巴细胞逐渐下降，中性粒细胞逐渐上升，到 $4\sim5$ 岁二者又基本相等，形成中性粒细胞和淋巴细胞变化曲线的两次交叉，至青春期时与成人基本相同。

日间变化：在静息状态时白细胞数较低，活动和进食后较高；早晨较低，下午较高；一天之间最高值与最低值之间可相差一倍。运动、疼痛和情绪变化，一般的体力劳动、冷热水浴、日光或紫外线照射等均可使白细胞轻度增多。如剧烈运动，可于短时间内使白细胞高达 $35\times10^9/L$，以中性粒细胞为主，当运动结束后迅速即恢复原有水平。这种短暂的变化，主要是由于循环池的粒细胞重新分配所致。

妊娠与分娩：妊娠期白细胞常见增多，特别是最后一个月，常波动于 $(12\sim17)\times10^9/L$ 之间，分娩时可高达 $34\times10^9/L$。分娩后 $2\sim5$ 天内恢复正常。由于白细胞的生理波动很大，只有通过定时和反复观察才有意义。

（2）中性粒细胞病理性增多。

急性感染：急性化脓性感染时，中性粒细胞增高程度取决于感染微生物的种类、感染灶的范围、感染的严重程度、患者的反应能力。如感染很局限且轻微，白细胞总数仍可正常，但分类检查时可见分叶核细胞百分率有所增高；中度感染时，白细胞总数增高大于 $10\times10^9/L$，并伴有轻度核象左移；严重感染时总数常明显增高，可达 $20\times10^9/L$ 以上，且伴有明显核象左移。

严重的损伤或大量血细胞破坏：在较大手术后 $12\sim36$ 小时，白细胞常达 $10\times10^9/L$ 以上，其增多的细胞成分以中性分叶核粒细胞为主。急性心肌梗死后 $1\sim2$ 天内，常见白细胞数明显增高，借此可与心绞痛相区别。急性溶血反应时，也可见白细胞增多，这些可能与心肌损伤和手术创伤等所产物的蛋白分解产物及急性溶血所导致的相对缺氧,促进骨髓贮备池增加释放有关。

急性大出血:在脾破裂或宫外孕输卵管破裂后,白细胞迅速增多,常达(20～30)×10⁹/L。其增多的细胞也要是中性分叶核粒细胞。这可能与应激状态、内出血而一过性缺氧等有关

急性中毒:化学药物如安眠药、敌敌畏等中毒时,常见白细胞数增高,甚至可达 $20×10^9$/L 或更高。代谢性中毒如糖尿病酮症酸中毒及慢性肾炎尿毒时,也常见白细胞增多,均以中性分叶核粒细胞为主。

肿瘤性增多:白细胞呈长期持续性增多,最常见于粒细胞性白血病,其次也可见于各种恶性肿瘤的晚期,此时不但总数常达(10～20)×10⁹/L 或更多,且可有较明显的核象左移现象,而呈所谓类白血病反应。白血病时白细胞总数增高的主要机制为白血病细胞失控的无限增值;白血病细胞的周期延长;血中转动时间延长(正常白细胞约为 10 小时,白血病细胞平均为 33～38 小时)。恶性肿瘤时白细胞增多的机理如下:某些恶性肿瘤如肝癌、胃癌等产生促粒细胞生成素;恶性肿瘤坏死分解产物促进骨髓贮备池释放;恶性肿瘤伴有骨髓转移而将骨髓内粒细胞(甚至较幼稚的粒的细胞,并可伴有幼红细胞)排挤释放入血。

(3)中性粒细胞减少。

某些感染:某些革兰氏阴性杆菌如伤寒、副伤寒杆菌感染时,如无并发症,白细胞数均减少,甚至可低到 $2×10^9$/L 以下,一些病毒感染如流感时的白细胞亦减少,可能是由于在细菌素及病毒作用下使贴壁的边缘池粒细胞增多而导致循环池中粒细胞减少所致,也可能与内毒素抑制骨髓释放粒细胞有关。

某些血液病:如典型的再生障碍性贫血时,呈"三少"表现。此时白细胞可少到 $1×10^9$/L 以下,分类时几乎无均为淋巴细胞,乃因中性粒细胞严重减少所致的淋巴细胞相对增多。小部分急性白血病其白细胞总数不高反而减低,称非白血性白血病,其白细胞可<1×10⁹/L,分类时亦呈淋巴细胞相对增多,此时只有骨髓检查才能明确诊断。

慢性理、化损伤:电离辐射(如 X 线等)、长期服用氯霉素后,可因抑制骨髓细胞的有丝分裂而致白细胞减少,故于接触和应用期间每周应做一次白细胞计数。

自身免疫性疾病:如系统性红斑狼疮等,由于自身免疫性抗核体导致白细胞破而减少。

脾功能亢进:各种原因所致的脾大,如门脉性肝硬化、班替氏综合征等均可见白细胞减少。其机制为肿大的脾中的单核-吞噬细胞系统破坏了过多的白细

胞;肿大脾分泌了过多的脾素,而此种体液因子能灭活促进粒细胞生成的某些因素。

2.中性粒细胞核象变化

(1)核象左移:外周血中杆状核细胞增多或同时出现晚幼粒、中幼粒、早幼粒等细胞时均称为核象左移。最常见于各种病原体所致的感染,特别是急性化脓性细菌感染时,核象左移时常伴有明显的中毒颗粒、空泡变性、核变性等质的改变。从中性粒细胞动力学来看严重的核象左移时,不但用了骨髓贮备池、成熟池的细胞,甚至也涉及了分裂池的成分。

(2)核象右移:正常人外周血的中性粒细胞以 3 叶核者为主,若 5 叶以上者超过 3% 则称为核象右移,此时常伴有白细胞总数减少。可由缺乏造血物质、脱氧核糖核酸减少或骨髓造血功能减退所致,主要见于营养性巨幼细胞性贫血、恶性贫血、也可见于应用抗代谢药的如阿糖胞苷或 6-巯基嘌呤等之后。在炎症的恢复期,一过性地出现核象右移是正常现象,如在疾病进行期突然出现核右移的变化,则表示预后不良。

3.中性粒细胞形态变化

(1)中性粒细胞的毒性变化。

中毒颗粒:比正常中性颗粒粗大,大小不等,分布不均匀,染色较深,呈黑色或紫黑色。有时颗粒很粗大,与嗜碱性粒细胞易混淆;有时细小而稀少,散杂在正常中性颗粒之中。含中毒颗粒的中性粒细胞应与嗜碱性粒细胞区别,其要点为:嗜碱性粒细胞核较少分叶、染色较浅、颗粒较大、大小不均、着色更深、细胞边缘处常分布较多,可分布于核上,胞质中常见小空泡。在血片染色偏碱或染色时间过长时,易将中性颗粒误认为中毒颗粒。但只要注意全片各种细胞的染色情况,则不难区别。含中毒颗粒细胞在中性粒细胞中所占比值称为毒性指数。毒性指数愈大,提示中毒变性结果。

空泡:可为单个,但常为多个。大小不等,亦可在核中出现。被认为是细胞脂肪变性的结果。

Dohle 体:是中性粒细胞因毒性变而保留的嗜碱性区域。呈圆形、梨形或云雾状。界限不清,染成灰蓝色,直径为 $1\sim2~\mu m$,是胞质局部早成熟,即核与胞质发育不平衡的表现。Dohle 小体亦可见于单核细胞中,其意义相同。

退行性变:常见者有胞体肿大、结构模糊、边缘不清晰、核固缩、核肿胀和核溶解(染色质模糊、疏松)等等。如胞质破裂后消失,只剩胞膜,则成裸核或篮状细胞,退行性变亦可见于衰老细胞数量在正常情况下为数极少这些毒性变化可单独出现,亦可同时出现。观察中性粒细胞的毒性的变化,对估计疾病的预后有一定帮助。

(2)其他异常白细胞:包括以下几种。

巨多核中性粒细胞:成熟中性粒细胞胞体增大,核分叶过多,常为 5～9 叶,甚至 12～15 叶。各叶大小差别很大,常见于巨幼细胞性贫血。

Pelger-Huet 畸形:表现为成熟中性粒细胞核分叶能力减低。常为杆状和分两叶(其间难成细丝)。呈肾形或哑铃形。染色质聚集成小块或条索网状,其间有空白间隙。为常染色体显性遗传异常,一般无临床症状。但也可继发于某严重感染、白血病、骨髓增生异常综合征、肿瘤转移和某些药物(如水仙胺、磺基二甲基异噁唑)治疗后。

Chediak-Higashi 畸形:在 Chediak-Higashi 综合征患者骨髓和血液各期粒细胞中,含数个至数十个直径 2～5 μm 的包涵体,即异常巨大的紫蓝或紫红色颗粒。电镜观察和细胞化学显示,巨大颗粒为异常溶酶体。患者容易感染,常伴白化病,为常染色体陷性遗传。此异常也偶见于单核细胞、淋巴细胞中。

Alder-Reilly 畸形:其特点是在中性粒细胞中含巨大的嗜天青颗粒,染深紫色。此异常颗粒与中毒颗粒的区别是颗粒较大,不伴有白细胞数增高、核象左移和空泡等其他毒性变化。患者常伴有脂肪软骨营养不良或的遗传性黏多糖代谢障碍。类似颗粒亦可见于其他白细胞中。

May-Hegglin 畸形:患者粒细胞终身含有淡蓝色涵体。实验证明这种包涵体与前述常见于严重感染、中毒等所见 Dohle 体相同,但常较大而圆。除中性粒细胞外,其他粒细胞甚至巨核细胞内亦可见到。

(二)淋巴细胞

1.淋巴细胞数量变化

(1)淋巴细胞增多。①某些病毒或细菌所致的急性传染病,如风疹、流行性腮腺炎,传染性淋巴细胞增多症、传染性单核细胞增多症等。百日咳时淋巴细胞常明显增多。②某些慢性感染:如结核病时淋巴细胞也增多,但白细胞总数一般仍在正常范围内,须借助白细胞分类来识别。③肾移植术后:如发生排异反应时,于排异前期,淋巴细胞的绝对值即增高。④淋巴细胞性白血病、白血性淋巴肉瘤;前者如系慢性型,以白血病性成熟淋巴细胞为主,如系急性型则以原幼淋巴细胞为主,均可致白细胞总数增高;后者多以原、幼淋巴细胞为主。⑤再生障碍性贫血、粒细胞缺乏,由于中性粒细胞显著减少,导致淋巴细胞百分率相对增高,称为淋巴细胞相对增多,此时白细胞总数是减低的。

（2）淋巴细胞减少：主要见于接触放射线及应用肾上腺皮质激素或促肾上遥皮质激素时，要严重化脓性感染时，由于中性粒细胞显著增加，导致淋巴细胞百分率减低，但计算其绝对值，淋巴细胞数量仍在正常范围。

2.淋巴细胞形态学变化

（1）异型淋巴细胞：在传染性单核增多症、病毒性肺肝炎、流行性出血热等病毒感染或变应原则刺激下，可使淋巴细胞增生，并出现某些形态学变化，称为异型淋巴细胞。Downey 将其按形态特征分为以下三型。①Ⅰ型（空泡型）：最多见。胞体比正常淋巴细胞稍大，多为圆形、椭圆形或不规则形。核圆形、肾形或分叶状、常偏位。染色质粗糙，呈粗网状或小块状，排列不规则。胞质丰富，染深蓝色，含空泡或呈泡沫状。②Ⅱ型（幼稚型）：胞体较大，核圆形或卵圆形。染色质细致呈网状排列，可见 1～2 个至发生母细胞化的结果。③Ⅲ型（不规则形）：胞体较大，外形常不规则，可有多个伪足。核形状及结构与Ⅰ型相同或更不殊途同归，染色质较粗糙致密。胞质量丰富，染色淡蓝或灰蓝色，有透明感，边缘处着色较深蓝色。可有少数空泡。

（2）受放射线损伤后淋巴细胞形态变化：通过放射生物学的研究以及对射线损伤患者观察，证实淋巴细胞是白细胞中对电离辐射最敏感的细胞。人体遭受较小剂量的电离辐射之后，虽未出现明显临床症状，但血中淋巴细胞的数量却已显著减少。若经较大剂量照射后，淋巴细胞迅速减少，剂量越大，减少得越严重以致衰竭，与此同时受损伤的淋巴细胞还出现形态学改变，如核固缩、核破坏、双核的淋巴细胞以及含有卫星核的淋巴细胞。后者是指胞质中主核之旁出现小核也称微核，是射线损伤后较为特殊的现象。

（3）淋巴细胞性白血病时形态学变化：在急、慢性淋巴细胞白血病时，不但出现各阶段的原幼细胞，且处于各分阶段的白血病的细胞都有特殊的形态变化。

第二节　淋巴细胞计数

成人淋巴细胞约占白细胞的 1/4，为人体主要免疫活性细胞。淋巴细胞来源于多能干细胞，在骨髓、脾、淋巴结和其他淋巴组织生成中发育成熟者称为 B 淋巴细胞，在血液中占淋巴细胞的 20%～30%。B 细胞寿命较短，一般仅 3～

5 天,经抗原激素活后分化为浆细胞,产生特异性抗体,参与体液免疫。在胸腺、脾、淋巴结和其他组织,依赖胸腺素发育成熟者称为 T 淋巴细胞,在血液中占淋巴细胞的 60％～70％。寿命较长,可达数月,甚至数年。T 细胞经抗原体致敏后,可产生多种免疫活性物质,参与细胞免疫。此外还有少数 NK 细胞(杀伤细胞)、N 细胞(裸细胞)、D 细胞双标志细胞。但在普通光学显微镜下,淋巴细胞各亚群形态相同,不能区别。观察淋巴细胞的数量变化,有助于了解机体的免疫功能状态。直接半数比间接推算的结果更为可靠。

一、原理

用淋巴细胞稀释液血液稀释一定倍数,同时破坏红细胞并将白细胞胞质染淡红色,使核与胞质清晰可辨。结合淋巴细胞形态特点,在中倍和低倍镜下容易识别。稀释后滴入计数盘中,计数一定范围内淋巴细胞数,即可直接求得每升血液中淋巴细胞数。

二、参考值

成人:$(1.684\pm0.404)\times10^9/L$。

学龄前儿童:$(3.527\pm0.727)\times10^9/L$。

三、临床意义

参考"白细胞分类计数"有关淋巴细胞的部分。

第三节　单核细胞计数

单核细胞占白细胞总数的 3％～8％,骨髓多能造血干细胞分化为髓系干细胞和粒-单系祖细胞之后进而发育为原单核细胞、幼单核细胞及单核细胞,后者逐渐可释放至外周血中。循环血内的单核细胞并非终末细胞,它在血中的停留只是暂时的,3～6 天后进入组织或体腔内,可转变为幼噬细胞,再成熟为巨细胞。因此单核细胞与组织中的巨噬细胞构成单核巨噬细胞系统,而发挥防御功能。

一、原理

单核细胞具有强烈的非特异性酯酶活性,在酸性条件下,可将稀释液中

α-醋酸萘酯水解,产生 α-萘酚,并与六偶氮副品红结合成稳定的红色化合物,沉积于单核细胞内,可与其他白细胞区别。因此将血液稀释一定倍数,然后滴入计数盘,计数一定范围内单核细胞数,即可直接求得每升血液中单核细胞数。

二、参考值

参考值为$(0.196\pm0.129)\times10^9/L$。

三、临床意义

(一)单核细胞增多

1.生理性增多

正常儿童外周血中的单核细胞较成人稍多,平均为9%,出生后 2 周的婴儿可呈生理性单核细胞增多,可达 15% 或更多。

2.病理性增多

单核-巨噬细胞系统的防御作用是通过以下 3 个环节来完成的。

(1)对某些病原体如 EB 病毒、结核杆菌、麻风杆菌、沙门菌、布鲁斯菌、疟原虫和弓形体等,均有吞噬和杀灭的作用。

(2)能清除损伤或已死亡的细胞,在炎症组织中迅速出现多数中性粒细胞与单核细胞,前三天中性粒细胞占优势,以后或更晚则以单核细胞为主,单核细胞和巨噬细胞可以吞噬残余的细菌和已凋亡的粒细胞,使炎症得以净化。

(3)处理抗原,在免疫反应的某些阶段协助淋巴细胞发挥其免疫作用等。

临床上单核细胞增多常见于:①某些感染,如亚急生感染性心内膜炎、疟疾、黑热病等;急性感染的恢复期可见单核细胞增多;在活动性肺结核如严重的浸润性的粒性结核时,可致血中单核细胞明显增多,甚至呈单核细胞类白血病反应,白细胞占总数常达$20\times10^9/L$以上,分类时单核细胞可达30%以上,以成熟型为主,但亦可见少数连续剧单核细胞。②某些血液病,粒细胞缺乏症的恢复期,常见单核细胞一过性增多,恶性组织细胞病、淋巴瘤时可见幼单核细胞增多,成熟型亦见增多。骨髓增生异常综合征时除贫血、白细胞减少之外,白细胞分类时常见核细胞增多。

(二)单核细胞减少

单核细胞减少的意义不大。

第四节　嗜酸性粒细胞计数

嗜酸性粒细胞起源于骨髓内 CFU-S。经过单向嗜酸性祖细胞（CFU-EO）阶段，在有关生成素诱导下逐步分化，成熟为嗜酸性粒细胞，在正常人外周血中少见，仅为 $0.5\% \sim 5\%$。

嗜酸性粒细胞有微弱的吞噬作用，但基本上无杀菌力，它的主要作用是抑制嗜碱性粒细胞和肥大细胞合成与释放其活性物质，吞噬其释出颗粒，并分泌组胺酶破坏组胺，从而起到限制变态反应的作用。此外，实验证明它还参加与对蠕虫的免疫反应。嗜酸性粒细胞的趋化因子至少有六大来源：①从肥大细胞或嗜碱性粒细胞而来的组胺；②由补体而来的 C3a、C5a、C567，其中以 C5a 最为重要；③从致敏淋巴细胞而来的嗜酸性细胞趋化因子；④从寄生虫而来的嗜酸性粒细胞趋化因子；⑤从某些细菌而的嗜酸性粒细胞趋化因子（如乙型溶血性链球菌等）；⑥从肿瘤细胞而来的嗜酸性粒细胞趋化因子。以上因素均可引起的嗜酸性粒细胞增多。由于嗜酸性粒细胞在外周血中百分率很低，故经白细胞总数和嗜酸性粒细胞百分率换算而来的绝对值误差较大，因此，在临床上需在了解嗜酸性粒细胞的变化时，应采用直接计数法。

一、原理

用嗜酸性粒细胞稀释液将血液稀释一定倍数，同时破坏红细胞和大部分其他白细胞，并将嗜酸性粒细胞着色，然后滴入细胞计数盘中，计数一定范围内嗜酸性粒细胞数，即可求得每升血液中嗜酸性粒细胞数。嗜酸性粒细胞稀释液种类繁多，但作用大同小异。分为保护嗜酸性粒细胞而破坏其他细胞的物质和着染嗜酸性粒细胞的物质（如溴甲酚紫、伊红、石楠红等），可根据本实验室的条件选择配制。

二、参考值

参考值为 $(0.05 \sim 0.5) \times 10^9 / L$。

三、临床意义

（一）生理变化

在劳动、寒冷、饥饿、精神刺激等情况下，交感神经兴奋，通过下丘脑刺激垂体前叶,产生促肾上腺皮质激素(ACTH)使肾上腺皮质产生肾上腺皮质激素。肾上腺皮质激素可阻止骨髓释放嗜酸性粒细胞,并促使血中嗜酸性粒细胞向组织浸润,从而导致外周血中嗜酸性粒细胞减少。因此正常人嗜酸性粒细胞白天较低,夜间较高。上午波动较大,下午比较恒定。

(二)嗜酸性粒细胞增多

嗜酸性粒细胞增多可见于以下疾病。

1.过敏性疾患

如在支气管哮喘、血管神经性水肿、食物过敏、血清病时均可见血中嗜酸性粒细胞增多。肠寄生虫抗原与肠壁内结合 IgE 的肥大细胞接触时,使后者脱颗粒而释放组胺,导致嗜酸性粒细胞增多。在某些钩虫病患者,在某些钩虫病患者,其血中嗜酸性粒细胞明显增多,白细胞总数高达数万,分类中 90% 以上为嗜酸性粒细胞,而呈嗜酸性粒细胞型类白血病反应,但其嗜酸性粒细胞均属成熟型,随驱虫及感染消除而血象逐渐恢复正常。

2.某些传染病

一般急性传染病时,血中嗜酸性粒细胞均减少,唯猩红热时反而增高,现已知这可能因该病病原菌(乙型溶血性链球菌)所产生的酶能活化补体成分,继而引起嗜酸性粒细胞增多所致。

3.慢性粒细胞性白血病

慢性粒细胞性白血病此时嗜酸性粒细胞常可高达 10% 以上,并可见有幼稚型。罕见的嗜酸性粒细胞性白血病时其白血病性嗜酸粒细胞可达 90% 以上,以幼稚型居多,且其嗜性颗粒大小不均,着色不一,分布紊乱,并见空泡等形态学改变。某些恶性肿瘤,特别是淋巴系统恶性疾病,如霍奇金病及某些上皮系肿瘤如肺癌时,均可见嗜酸性粒细胞增多,一般在 10% 左右。

(三)嗜酸性粒细胞减少

嗜酸性粒细胞减少见于伤寒、副伤寒、手术后严重组织损伤以及应用肾上腺皮质激素或促肾上此质激素后。

(四)嗜酸性粒细胞计数的其他应用

1.观察急性传染病的预后

肾上腺皮质有促进抗感染的能力,因此当急性感染(如伤寒)时,肾上腺皮质激素分泌增加,嗜酸性粒细胞随之减少,恢复期嗜酸性粒细胞又逐渐增多。若临床症状严重,而嗜酸性粒细胞不减少,说明肾上腺皮质功能衰竭;如嗜酸性粒细胞持续下降,甚至完全消失,说明病情严惩反之,嗜酸性粒细胞重新出现,甚至暂时增多,则为恢复的表现。

2.观察手术和烧伤患者的预后

手术后 4 小时嗜酸性粒细胞显著减少,甚至消失,24~48 小时后逐渐增多,增多速度与病情变化基本一致。大面积烧伤患者,数小时后嗜酸性粒细胞完全消失,且持续时间较长,若大手术或面积烧伤后,患者嗜酸性粒细胞不下降或下降很少,均表明预后不良。

3.测定肾上腺皮同功能

ACTH 可使肾上腺皮质产生肾上腺皮质激素,造成嗜酸性粒细胞减少。嗜酸性粒细胞直接计数后,随即肌内注射或静脉滴注 ACTH 25 mg,直接刺激肾上腺皮质,或注射 0.1％肾上腺素 0.5 mL,刺激垂体前叶分泌 ACTH,间接刺激肾上腺皮质。肌内注射后 4 小时或静脉滴注开始后 8 小时,再用嗜酸性粒细胞计数。结果判断:①在正常情况下,注射 ACTH 或肾上腺素后,嗜酸性粒细胞比注射前应减少 50％以上;②肾上腺皮质功能正常,而垂体前叶功能不良者,则直接刺激时下降 50％以上,间接刺激时不下降或下降很少;③垂体功能亢进时,直接和间接刺激均可下降 80％~100％;④垂体前叶功能正常,而肾上腺皮质功能不良者则直接间接刺激下降均不到 50％。艾迪生病,一般下降不到 20％,平均仅下降 4％。

第五节　嗜碱性粒细胞计数

嗜碱性粒细胞胞质中含有大小不等的嗜碱性颗粒,这些颗粒中含有丰富的组胺、肝素,后者可以抗血凝和使血脂分散,而组按则可改变毛细血管的通透性,它反应快而作用时间短,故又称快反应物质。颗粒中还含有缓慢作用物质,它可以改变血管和通透性,并使平滑肌收缩,特别是使支气管的平滑肌收缩而引起的哮喘。近年来已证实嗜碱性粒细胞参与特殊的免疫反应,即第三者型变态反应。

一、方法学评价

嗜碱性粒细胞数量很少,通常仅占白细胞的 1/200~1/300。在一般白细胞分类计数中很难见到。自 1953 年 Moore 首次报告直接计数法以后对嗜碱性粒细胞在外周血变化的临床意义才逐渐了解。目前常用方法有两种,即甲苯胺蓝和中性红法。

此两种方法操作步骤完全相同,即分别用甲苯胺蓝稀释液或中性红稀释液将血液稀释一定倍数,同时破坏红细胞并使嗜碱性细胞分别染成紫红色或红色。然后滴入细胞计数盘,计数一定范围内嗜碱性粒细胞数,即可直接求得每升血液中嗜碱性粒细胞数。

二、参考值

参考值为$(0.02\sim0.05)\times10^9/L$。

三、临床意义

(一)增多

增多常见于慢性粒细胞性白血病、真性红细胞增多症、黏液性水肿、溃疡性结肠炎、变态反应、甲状腺功能减退等。

(二)减少

减少见于速发型变态反应(荨麻疹、过敏性休克等)、促肾上腺皮质激素及糖皮质激素过量、应激反应(心肌梗死、严重感染、出血等)、甲状腺功能亢进症、库欣综合征等。

在临床上嗜碱性粒细胞计数,常用于慢性粒细胞白血病与类白血病反应的鉴别和观察变态反应。

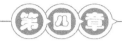

输 血 检 验

第一节　血清血型检验

一、ABO 血型鉴定

(一)ABO 血型鉴定原理

根据红细胞上有或无 A 抗原或(和)B 抗原,将血型分为 A 型、B 型、AB 型和 O 型 4 种。可利用红细胞凝集试验,通过正、反定型准确鉴定 ABO 血型。所谓正定型,是用已知抗-A 和抗-B 分型血清来测定红细胞上有无相应的 A 抗原或(和)B 抗原;所谓反定型,是用已知 A 红细胞、B 红细胞来测定血清中有无相应的抗-A 或(和)抗-B。

(二)试剂和材料

抗-A(B 型血),抗-B(A 型血)及抗-A＋B(O 型血)分型血清。5％A、B 及 O 型试剂红细胞盐水悬液,受检者血清,受检者 5％红细胞悬液。

(三)方法

1.试管法

(1)正定型:取试管 3 支做好标记,分别加入抗 A、抗 B 和抗 A＋B 标准血清各 1 滴。每管加入被检者 5％红细胞悬液各 1 滴,混匀后在室温放置 5 分钟。

(2)反定型:取清洁小试管 3 支分别标明 A、B、O 细胞。用滴管分别加入被检者血清各 1 滴,A、B 和 O 型 5％标准红细胞悬液各 1 滴,再加入被检者血清各 1 滴,混合,立即以 1 000 r/min 离心 1 分钟。轻弹试管,观察红细胞有无凝集。对结果可疑标本,应以显微镜观察。

2.玻片法

(1)正定型:取清洁玻片 1 张(或白瓷板用蜡笔画格),依次标明抗 A、抗 B、抗 A+B。按标记滴加相应的标准分型血清 1 滴,分别滴加被检者 5%红细胞悬液各 1 滴,转动玻片混合。

(2)反定型:另取玻片 1 张(或白瓷板 1 块,用蜡笔画格),做好标记,分别加入被检者血清各 1 滴,再加入标准 A、B 和 O 型红细胞悬液各 1 滴,转动玻片混匀。室温放置 10～15 分钟,转动玻片观察结果。

(四)注意事项

标准血清质量应符合要求,用毕后应放置冰箱保存,以免细菌污染。试剂红细胞以 3 个健康者同型新鲜红细胞混合,用生理盐水洗涤 3 次,以除去存在于血清中的抗体及可溶性抗原。试管、滴管和玻片必须清洁干燥,防止溶血。操作方法应按规定,一般应先加血清,然后再加红细胞悬液,以便容易核实是否漏加血清。离心时间不宜过长或过短,速度不宜过快或过慢,以防假阳性或假阴性结果。观察时应注意区别真假凝集。判断结果后应仔细核对,记录,避免笔误。

(五)临床意义

输血已成为临床上必不可少的治疗手段,输血必须输入 ABO 同型血,如输入异型血,输入的红细胞可能迅速破坏,导致严重的溶血反应,常常威胁生命甚至造成死亡。

二、Rh 血型鉴定

Rh 血型是红细胞血型中最复杂的一个血型系统,因为我国人群 Rh 阳性的人只有0.2%～0.4%,因此常规血型鉴定时不必做 Rh 血型,但对有输血史,妊娠史的患者在输血前应做 Rh 血型鉴定。Rh 血型系统有 5 种抗血清,即抗 C,抗 c,抗 D,抗 E,抗 e,可以检出 18 种不同的型别,但由于临床实验室很难得到这 5 种抗血清,况且在 Rh 抗原中,抗原性最强,出现频率最高,临床上影响最大的是 D 抗原,所以临床上一般只作 D 抗原的鉴定,受检者红细胞能与抗 D 血清凝集者为强阳性,不凝集者为阴性。Rh 血型的鉴定方法依抗体的性质而定,完全抗体可用盐水凝集试验,不完全抗体可选用胶体介质、木瓜酶及抗人球蛋白等试验。

(一)Rh 血型定型

1.原理

Rh 血型抗体多系不完全抗体,属 IgG 型。因分子短小,与红细胞上的抗原作用后,不能使红细胞靠拢凝集。木瓜酶能破坏红细胞表面上的唾液酸,降低其表面电荷,减少红细胞之间的排斥力,红细胞得以靠拢,在不完全抗体的作用下,红细胞便出现凝集。

2.试剂与材料

Rh 抗血清常用的为不完全抗 D、抗 C、抗 E 及抗 D4 种。5%受检者红细胞盐水悬液。1‰菠萝蛋白酶(或木瓜酶)溶液称取菠萝蛋白酶 1.0 g,溶解于 100 mL pH 5.5 磷酸盐缓冲液内。0.067 mol/L 磷酸盐缓冲液(pH 5.5)Na_2HPO_4 5 mL 和 KH_2PO_4 95 mL 混合而成。已知 Rh 阳性及 Rh 阴性 5% 红细胞悬液各 1 份。

3.操作

取试管 3 支,分别标明受检者及阳、阴性对照。每管各加抗 D 血清 1 滴。按标记各管分别加不同的红细胞悬液 1 滴及 1‰菠萝蛋白酶试剂各 1 滴,混匀后置 37 ℃水浴中 1 小时,观察结果。

4.结果判定

阳性对照管凝集,阴性对照管无凝集,被检管凝集为 Rh(D)阳性,无凝集为 Rh(D)阴性。

5.注意事项

应严格控制温度和时间,因 Rh 抗体凝集块比较脆弱,观察结果时,应轻轻侧动试管,不可用力振摇。阳性对照取 3 人 O 型红细胞混合而成,阴性对照不易得到。一般设计方法为正常 AB 型血清 1 滴,加 5%D 阳性红细胞悬液 1 滴和菠萝蛋白酶试剂 1 滴混匀,与受检管一同置 37 ℃水浴 1 小时。

6.临床意义

(1)Rh 血型与输血:Rh 阴性患者如输入 Rh 阳性血液,可刺激患者产生免疫性抗体,当第二次再接受 Rh 阳性血液时,即发生溶血性输血反应。Rh 阴性妇女如孕育过 Rh 阳性胎儿,当输入 Rh 阳性血液时亦可产生溶血性反应,严重者可导致死亡。

(2)Rh 血型与妊娠:Rh 阴性母亲孕育了 Rh 阳性胎儿后,在胎盘有小的渗漏时,胎儿血液可渗入母体血循环中,母体受到胎儿红细胞的刺激可产生相应的抗体。此种免疫性抗体能通过胎盘而破坏胎儿红细胞,如果第一胎所产生抗 D 抗体效价较低,一般对胎儿无明显影响。如再次妊娠 Rh 阳性胎儿时,抗 D 效价很快升高。此抗体通过胎盘进入胎儿体内而发生新生儿溶血病。

(二)Du 血型鉴定

1.盐水凝集试验

(1)试剂:盐水抗 D 血清。受检者 2%～5%红细胞生理盐水悬液。D 阳性、D 阴性 2%～5%红细胞生理盐水悬液。

(2)方法:取 3 支试管分别注明被检者姓名及阳性和阴性对照。每管加抗 D 血清 1 滴。按标明的试管分别加入被检者红细胞、D 阳性红细胞、D 阴性红细胞悬液各 1 滴,混匀后置 37 ℃水浴中 1 小时。

(3)结果:阳性对照有凝集,阴性对照无凝集。被检管出现凝集为 Rh 阳性,无凝集者为 Rh 阴性。

2.胶体介质试验

(1)试剂:不完全抗 D 血清。AB 型血清(选择无不规则抗体和免疫性抗体,促凝能力强,不使红细胞形成缗钱状的血清)。洗涤的被检者、Rh 阴性、Rh 阳性压积红细胞。

(2)操作:将上述各种压积红细胞用 AB 型血清分别配成 5%的红细胞悬液。取小试管 4 支分别标明被检者姓名,Rh 阴性、Rh 阳性及 AB 介质对照,按表 4-1 滴加反应物。

表 4-1　胶体介质试验操作表

反应物	被检者	Rh(—)对照	Rh(＋)对照	AB 介质对照
抗 D 血清	1 滴	1 滴	1 滴	—
AB 血清	—	—	—	2 滴
被检红细胞	1 滴	—	—	1 滴
Rh(—)红细胞	—	1 滴	—	—
Rh(＋)红细胞	—	—	1 滴	—

混匀,37 ℃1 小时

(3)结果:先看对照管,Rh 阳性对照管凝集,Rh 阴性对照管和 AB 介质对照管均不应凝集,被检管凝集者为 Rh 阳性;不凝集者为 Rh 阴性。

有 Rh 5 种抗血清的实验室,可用下列方法为 Rh 血型定型。

试剂和材料:Rh 抗血清有不完全抗 C、抗 c、抗 D、抗 E 及抗 e。其效价为抗 D 不低于 64,抗 E、抗 C 和抗 e 不低于 16。5%受检者红细胞生理盐水悬液。1%菠萝蛋白酶(或木瓜酶)溶液。已知 Rh 阳性和 Rh 阴性 5%红细胞生理盐水悬液各 1 份。

方法:取试管(12 mm×60 mm)5 支,标明抗 C、抗 c、抗 D、抗 E、抗 e,按标明的内容分别加上述 5 种抗血清 1 滴,再加 5%受检者红细胞生理盐水悬液及 1%菠萝蛋白酶试剂各 1 滴,混匀。另取两支对照管用蜡笔标明阳性和阴性,分别加入不完全抗 D 血清 1 滴,阳性对照管加 Rh 阳性红细胞 1 滴,阴性对照管加 Rh 阴性红细胞 1 滴,再分别加 1%菠萝蛋白酶溶液 1 滴,置 37 ℃水浴中 1 小时,肉眼观察反应结果。将以上各管放 37 ℃1 小时观察结果。

结果判定:如阳性对照管凝集,阴性对照管不凝集,受检者凝集,即表示受检者红细胞上有相应抗原;受检管不凝集,即表示受检者红细胞上没有相应抗原,用 5 种抗 Rh 血清检查,结果可能有 18 种表型。

三、标准血清及标准红细胞的制备

(一)标准 A、B、O 血清的制备

选择 A 型、B 型、O 型的健康青壮年,无菌操作采取静脉血液,使其在 37 ℃凝固,待血清开始出现后,放冰箱内 12 小时或 24 小时,使冷凝素被自身红细胞吸收。取出离心沉淀分离血清,再将分离出来的血清置于 56 ℃水浴中 30 分钟或 60 ℃5 分钟灭活补体,然后测定其效价和凝集力,符合规定要求时,即成标准血清。各级血站亦可将试验后的无异常、无乳糜的 A,B,O 血型管分别抽出,按以上步骤处理,即成标准血清。

(二)凝集效价的测定

取小试管 20 支,分两排放置于试管架上,前排标明 A,后排标明 B,再将各排由左而右注明号码。各管均加生理盐水 0.2 mL。吸取 A 型被测血清 0.2 mL,加入 A 排第 1 管中,混匀,吸出 0.2 mL 加入第 2 管中,如此稀释至第 10 管,从第 10 管吸出的 0.2 mL 弃掉,用同样的方法取 B 型被测血清在 B 排中稀释,最后两排管的血清稀释倍数分别为 1∶2,1∶4,1∶8,1∶16,1∶32,1∶64,1∶128,1∶256,1∶512,1∶1 024。A 排管各加 B 型 2%红细胞生理盐水悬液 0.2 mL;B 排管各加 A 型 2%红细胞生理盐水悬液0.2 mL,混匀。放置室温(18～22 ℃)1～2 小时观察结果,以稀释倍数最高而又显凝集者为其凝集效价。混匀后,放室温(18～22 ℃)1～2 小时观察结果。如被测血清在第七管仍显凝集,则其凝集效价为1∶128。如第八管仍显凝集则其凝集效价为1∶256。O 型标准血清抗A、抗 B 的凝集效价测定,可参照上述方法进行。

（三）标准血清的质量要求

A 型（抗 B）效价应在 1∶64 以上，B 型（抗 A）效价应在 1∶128 以上，如果低于上述标准，不能使用。并要检查效价低的原因，重新制备，如果效价太高，可按效价规定加适量等渗盐水稀释。且不含其他血型抗体，不形成缗钱状的假凝集，冷凝集素效价<1∶4。

（四）亲和力的测定

所谓亲和力是指标准血清与相对应的红细胞混合后出现的凝集速度及凝集块的大小而言。测定方法如下：取待测血清 0.1 mL 放于玻片或瓷板上，取对应的 10%红细胞生理盐水悬液 0.05 mL，加于血清中混匀并涂成直径约 1 cm 的圆形，立即记时。观察出现凝集的时间。并继续转动玻片或瓷板，至 3 分钟时观察凝集块的大小。标准血清亲和力的质量要求，在 15～30 秒以内应出现凝集，3 分钟时凝集块应在1 mm^2 以上，标准血清中不应含脂肪（脂肪可使效价迅速降低），不可污染细菌。

（五）标准血清的保存方法

合格的标准血清每 50 mL 加 1 mL 1%硫柳汞水溶液防腐。再于 A 型血清中加入 1%的伊红水溶液；B 型血清中加入 1%的煌绿水溶液，以识区别。最好小量分装，冰箱保存。用时拿出放置室温融化后再使用。

（六）标准红细胞悬液的制备

2%标准红细胞悬液的制备：按需要型别，取全血 1 mL，加等渗盐水 2～3 mL，充分摇匀离心沉淀，弃去上清液，然后再加生理盐水 2～3 mL 按上述方法洗涤，共 3 次，最后取压积红细胞 2 滴，加新鲜等渗盐水 4 mL，轻轻摇动，即成所需 2%的标准红细胞悬液。取压积红细胞 5 滴，加新鲜等渗盐水 4 mL，即成 5%红细胞悬液。取压积红细胞 5 滴，加新鲜等渗盐水 2 mL，即成 10%红细胞悬液。标准红细胞盐水悬液临用前制备，最多存放 3 天，用 ACD 溶液保存最长可保存 1 周。

四、红细胞血型系统

目前红细胞血型至少已发现有 26 个血型系统，400 多种血型抗原。ABO 血型是最早发现的一个血型系统，也是对人类影响最大的一个系统。

（一）ABO 血型的分类

人类红细胞表面有两种抗原，分别为 A 抗原和 B 抗原，A 型红细胞表面含

A 抗原,B 型红细胞表面含 B 抗原,AB 型红细胞表面含有 A 和 B 两种抗原,O 型红细胞既不含有 A 抗原也不含有 B 抗原。在人的血清中,存在着两种天然抗体,一种叫抗 A 抗体,一种叫抗 B 抗体,在 A 型人的血清中含有抗 B 抗体,在 B 型人的血清中含有抗 A 抗体,在 AB 型人的血清中既不含有抗 A 抗体也不含有抗 B 抗体,O 型人的血清中含有抗 A 和抗 B 两种抗体,两种抗体可分别与相应的 A 或 B 抗原发生免疫反应。各型人的红细胞抗原及血清中含有的抗体见表 4-2。

表 4-2　各型红细胞抗原及血清中含有的抗原抗体

血型	红细胞所含抗原	血清中所含抗体
O	—	抗 A、抗 B
A	A	抗 B
B	B	抗 A
AB	A、B	—

(二)ABO 抗原与血型物质

ABO 系统的血型抗原有 A、B、H 3 种,它们属于多糖类抗原,主要存在于红细胞表面,与脂质、蛋白质结合在一起,不溶于水,可溶于乙醇,抗原的成分由多糖和多肽组成。多肽部分决定血型的抗原性,多糖部分决定血型的特异性,H 抗原是 A、B 抗原基础物质。ABO 各型红细胞上都有 H 抗原,O 型最多,其顺序分别为 O＞A2＞A2B＞B＞A1B。ABH 抗原在胎儿 37 天时便能检出,以后反应的敏感性不断增强,至出生时红细胞 ABH 抗原的敏感性已是成人的 20％,至 20 岁时达到高峰,抗原性终身不变,所以,初生儿不易鉴定血型。A、B 抗原不仅存在于红细胞和组织细胞上,而且以水溶性状态广泛存在于体液和分泌物中,如唾液、精液、胃液、羊水、汗液、胆汁、乳汁等。在体液和分泌物中出现的这些物质多为半抗原,称为血型物质,血型物质也存在于动物和其他生物体内,如猪胃、马胃、大肠埃希菌等。

血型物质在血型与输血中有以下几种用途:测定体液中的血型物质,辅助鉴定 A,B,O 血型,特别是对鉴定抗原性弱的亚型有很大帮助。ABO 系统的天然抗体可被血型物质中和。因此,可用血型物质鉴别抗体的性质。不同型混合血浆,由于血型物质中和了血浆中抗 A 和抗 B 凝集素,可使效价显著降低,因此,输混合血浆时,一般可忽略血型问题。血型物质能特异性地与相应抗体结合,从而可全部或部分地抑制抗体效价,据此利用红细胞凝集抑制试验可以检查肝、脾、肾等组织细胞及陈旧血痕、精液斑、唾液斑、毛发、皮肤中的血型物质,鉴定其血型。利用从动物脏器中抽出的血型物质免疫动物,可以得到高效价的抗 A 抗 B 血清。

(三)ABO 血型抗体

1.天然抗体

没有可以觉察的抗原刺激,在体内自然存在的抗体叫天然抗体,如人体血清中的抗 A、抗 B 抗体,就属于天然抗体。天然抗体大多数都是 IgM,分子量 100 万,长 95 nm,由于分子量大,不能通过胎盘,不耐热,70 ℃加热 1 小时便破坏,能在等渗盐水中与含有相应抗原的红细胞发生凝集,因此,又叫凝集素或盐水抗体或完全抗体,天然抗体多数属于冷性抗体,如抗 A、抗 B 在 0 ℃的效价可以是 37 ℃的 3 倍,但是为了避免特异性冷性抗体的干扰,ABO 血型鉴定还是应在室温进行,天然存在的抗 A、抗 B 抗体能被 A、B 血型的血清中和。

2.免疫性抗体

通过输注异型抗原刺激机体产生的抗体,叫作免疫性抗体,如异型间输血、血型不同的妊娠,注射流感疫苗或破伤风抗血清(二者都含类 A 抗原物质),肺炎球菌感染(膜中含类 A 抗原)某些革兰氏阳性菌感染(含类 B 抗原物质),注射母体血(麻疹治疗)等,都可引起免疫抗体的产生,造成输血反应,新生儿溶血症、血清病等不良结果,有时患者能被本身的红细胞刺激产生自体免疫性抗体,造成溶血性贫血。在免疫过程中,早期产生的抗体,多数是 IgM,后期的多数为 IgG,IgG 分子量为 16 万,分子的长度约为 25 nm,能通过胎盘,较耐热,70 ℃加热时较稳定,又因 IgG 分子量小,加之红细胞间的电荷排斥,因此在生理盐水中与相应的红细胞作用,不能出现凝集现象,所以又叫不完全抗体,必须用胶体介质、酶介质或抗人球蛋白等试验,才能证明其存在。免疫性抗体一般都是温性抗体,在 37 ℃作用较强。

第二节　交叉配血试验

一、概述

受血者在输血前,需将其血样本与供血者血样本进行交叉配合试验。交叉配血试验(配合性试验)的目的是要使受血者和供血者的血液之间不存在相应的抗原抗体,在交叉配血中无凝集和溶血结果,即达到免疫学上的"相容",确保受血者和供血者血液是相合的。

交叉配血是在输血前必做的试验,其做法系使供血者红细胞与受血者血清反应(主侧交叉配血)和受血者红细胞与供血者血清反应(次侧交叉配血),观察两者是否出现凝集的试验。其目的是检查受血者与供血者是否存在血型抗原与抗体不合的情况。

交叉配血中最重要的是 ABO 血型配合,必须 ABO 血型相同,且交叉配血无凝集才能输血。多年来一直沿用室温盐水配血法,这种方法的主要缺点是只能检出不相配合的完全抗体,而不能检出不相配合的不完全抗体,所以仅可以满足大部分输血者 ABO 血型配血要求。而除 ABO 系统以外的其他血型系统的抗体或多次接受输血患者及多次妊娠的妇女产生的抗体绝大多数为 IgG,在盐水介质中不能凝集红细胞。为检出不完全抗体,常用方法有抗人球蛋白法、蛋白酶法及胶体介质法等,这些方法也还存在某些缺点。为了输血安全及操作方便,必须改良配血方法。最近提出的用聚凝胺配制的试剂可以检出 IgM 与 IgG 两种性质的抗体,发现可引起溶血性输血反应的绝大多数抗体。

聚凝胺配血法的原理认为聚凝胺是带有高价阳离子的多聚季氨盐,溶解后能产生很多正电荷,可以中和红细胞表面的负电荷,减少细胞间排斥力,缩小其间距离,有利于红细胞产生凝集。用此法可以检出能引起溶血性输血反应的几乎所有规则与不规则抗体。此法已在实践中逐渐推广。

二、临床准备工作

医师出具输血申请,写明受血者姓名、性别、年龄、病案号、病区床号、诊断等,还要写明既往输血史、妊娠史、输血异常反应等情况。

三、受血者(供血者)血样本要求

(1)受血者一般需采血 3～5 mL,采集抗凝血或不抗凝血均可,最好是不抗凝血。

(2)受血者血标本一般要求在输血前 3 天内采集,反复输血的受血者应尽量采集最新的血样本进行交叉配血。

(3)采血样本前确认受血者,采血后及时对试管标记,并再次核实被采血者姓名。

(4)从血袋上预留的配血"小辫"留取供血者血样本并放入试管,核对试管与血袋标记,确保一致。

（5）交叉配血后，受血者和供血者血样本均不能马上丢弃，须在 2～6 ℃至少保存 7 天，输血后血袋至少保存 1 天，以便需要时复检。

四、技术要点

（1）分别分离、制备受血者、供血者血清（血浆）和 3％～5％红细胞悬液备用。

（2）交叉配血除采用盐水试验法外，至少还要采用凝聚胺试验法。有条件也可按需要增加酶技术、抗球蛋白试验和微柱凝集技术等，以检出具有临床意义的抗原抗体反应。

（3）交叉配血通常应包括：①受血者血清或血浆对供血者红细胞（主侧配血）。②受血者红细胞对供血者血清或血浆（次侧配血）。③受血者血清或血浆对受血者红细胞（自身对照）。

五、注意事项

（1）缗钱状凝集：交叉配血试验中，在室温条件下出现凝集结果，但在 37％条件下凝集消失或减弱，镜下呈现细胞集聚呈缗钱状，用盐水技术处理假凝集可散开。该现象常见于多发性骨髓瘤、巨球蛋白血症以及表现血沉加快的疾病。

（2）交叉配血时主侧或次侧配血出现凝集，而自身对照阴性，提示存在某种同种抗体。

（3）交叉配血时主侧或次侧出现凝集，自身对照出现同等或更强程度的凝集，而受血者无近期输血史，提示存在自身抗体。应避免输血，必要时输用同型洗涤红细胞。

（4）交叉配血出现主侧及自身对照凝集，自身对照凝集较主侧配血凝集弱，提示可能存在自身抗体伴同种抗体的情况，或患者存在输血反应。应进一步鉴定，并积极联系血站或血液中心予以特殊合血服务。

（5）抗体筛检试验阴性而交叉配血试验阳性时，提示可能存在未检出的抗体。

（6）交叉配血中应严格掌握离心条件要求，离心速度或离心力不当，易造成假阴性或假阳性结果。

（7）交叉配血前，红细胞不正确的洗涤、悬浮，悬液红细胞浓度过低或过高，可能干扰试验结果。

（8）交叉配血中出现溶血为阳性结果，其相应红细胞可能被溶解而非凝集，应引起重视。

第三节 供血者血液标本检查

供血者健康标准和医学检查必须以确保输血安全、可靠、高质量为出发点，以不损害供血者健康为基础，严格按卫生健康委员会颁发献血体检标准进行。

年满 18～55 岁的健康公民，符合献血条件，可自愿申请献血。要求献血时，填写"献血健康状况征询表"，对自身健康状况进行评估并签名存档。

一、血样本的采集要求

（1）采供血机构必须经省级以上卫生行政部门批准设置并提供整齐洁净、温度适宜、空气清新、明亮舒适的采血环境，配备相应设备、仪器、试剂和卫生技术管理。

（2）由具备上岗资格的医师、护士和检验人员认真核对供血者身份后，严格按国务院卫生行政部门制定的《献血者健康检查标准》免费给予健康体检，并留取相关资料和标本。

（3）供血者献血前一天晚餐及献血当天早餐不吃油腻食物。

（4）采血前核对献血表单与献血者姓名无误后方可采血。

（5）献血前快速检测用血样本一般采用一次性采血针或激光采血设备，按标准操作规程采集耳垂血或指尖血，并迅速完成献血前的血型鉴定、血色素（或血比重）、转氨酶、乙肝表面抗原等项目检测，结果合格后采集血液。

（6）采血时利用血袋导管留取复检和配血标本，常规血液检测血样本采集留取要求如下：①当采血达到一定要求时，在献血采血结束时留取 3～4 mL 抗凝血。②应采用坚固、防水并带有旋盖的塑料标本试管存放血样本，应及时贴上献血编码标签。③采血结束后，在距血袋 20 cm 处用止血钳夹紧采血管，由专人封口并热合数段分别用于血样本保存和临床输血前检查用。④将供血者的试管血样本和采血导管及时送检验科。

二、血样本处置

每次采集血样本和采集血液结束后，认真核对体检表、血样标本管数和标签是否完整，填写记录，以 2～8 ℃ 冷链方式保存、运输和移交检验科。

（1）血样本接收人员核查血样本标签是否与要求相符，并记录血样本的来源和接收日期等,4 ℃妥善存放。

(2)进行血液检测前将血样本离心备用,依次进行各项。

(3)检查血样本有否溶血、足量,不符合要求的血样本须再留取采血导管。

(4)试验后,血样本须在 2～8 ℃保存 7 天,以备复检用。血清样本须在 -20 ℃保存半年以上。

(5)检验科在标准操作规程指导下,利用不同人员、不同试剂对艾滋病毒抗体、梅毒抗体、丙型肝炎抗体、乙型肝炎表面抗原、转氨酶、血型正反定型等规定项目进行两遍检验,均合格后方可向临床发血。

第四节 受血者血液标本检查

一、检查项目

输血前免疫学检查(输血前检查)是输血科的主要工作。目的是通过检查为受血者选择输注后能在受血者体内有效存活的血液产品。要使受血者和供血者的血液在免疫血液学方面达到"相容",输血前免疫学检查程序如下。

(1)认真审核输血申请单并做好受血者血样本和病史的收集、核对、检查,主要包括确认受血者信息和受血者血样本。

(2)受血者、供血者 ABO 血型鉴定。

(3)受血者 Rh 血型鉴定。

(4)受血者红细胞抗体筛查和鉴定。

(5)用受血者血样本与供血者血样本做交叉配血试验。

(6)有条件的实验室可进行白细胞抗体检查、血小板输血前检查和配血。

二、申请输血准备工作

(一)申请输血

申请输血时,医师需填写输血申请单应一式两份,以使检验人员尽可能多地了解受血者的相关病史资料和需要输用的血液成分品种,并存档。输血申请单应包括以下内容。

(1)受血者姓名、年龄、性别、民族。

（2）科室、床号、临床诊断。

（3）既往输血史、妊娠史、用药史。

（4）申请输血品种和数量。

（5）受血者输血前血常规和传染病相关检查结果。

（6）医师签名。

这些受血者病史信息，有助于解决临床输血检查中出现的问题，也可协助分析输血不良反应和制定较安全的输血方案。

（二）阅读输血申请单内容

输血科工作人员应仔细阅读输血申请单内容。凡资料不全的输血申请单，特别是缺少输血史、已婚女患者缺少妊娠史、无医师签名、不准确或填写潦草的输血申请单和血液标本，输血科（血库）不应接收，应退回科室让医师将相关内容补齐。

三、血液标本采集要求

（一）对受血者的要求

（1）受血者血标本一般要求在输血前 3 天内采集，以代表受血者当前的免疫状况。

（2）对近期反复输血患者应尽量采集最新的血样本进行检查，以避免输血导致的记忆性弱抗体漏检。

（二）对血标本要求

（1）一般需采集血样本 2～3 mL。抗凝血或不抗凝血均可用做检查，但若是抗凝血，应注意排除纤维蛋白原和补体的干扰。如果患者使用肝素治疗，采出的血样本不凝集，应用鱼精蛋白处理血样本；治疗中使用右旋糖酐、聚乙酰吡咯烷酮等药物的患者血样本应将红细胞洗涤后使用或在用药前采集血样本。

（2）血液标本在采集前要反复核对输血申请单受血者姓名是否与实际受血者一致，确证无误后采血。

（3）采集血样本后立即在试管上贴好标有姓名、编号、采血日期的标签，并与被采血患者本人核对，采集后的血液标本须与输血申请单上的内容核对和确认。血标本应在 2～8 ℃冰箱内妥善存放，能代表受血者当前的免疫学状况，避免溶血和稀释。

（4）血样本用于血型鉴定和配合性试验前，应对血样本外观和标签上的所有内容再次核对,若有不符或疑问,须重新抽取血样本。

(5)输血后血样本在,2～8 ℃冰箱内保存至少 7 天,不能马上丢弃,若受血者发生输血反应,可对存留的血样本进行血型和交叉配血等试验复查。

(6)尽量不从输液静脉采集血样本,以免血清被稀释,如果患者正在输液,允许从输液管中抽血,但要用生理盐水冲洗管道并弃去最初抽出的 5 mL 血液后再采血。

第五节　输血相关免疫检查

一、人类白细胞抗原检测

(一)概述

人类白细胞抗原是人类最主要的组织相容复合物,这些抗原抗体不仅是白细胞特有,而且存于其他许多组织上,在调节机体免疫反应,破坏表达外来抗原的靶细胞方面有重要作用。HLA 又称移植抗原,通过 HLA 配型能提高移植物的存活率,它作为一种遗传标记已用于有关疾病及人类遗传学的研究。在临床输血学中,对 HLA 的研究有助于提高成分输血的疗效及防止输血反应,HLA 的研究已广泛应用于基础医学、临床医学、预防医学、法医学、社会医学等诸方面。

HLA 是一个等显性遗传系统,即每个基因所决定的抗原都在细胞膜上显示,同一条染色体上不同位点的等位基因紧密连锁在一起,组成单倍型,从亲代传给子代。因此,每个人都有分别来自父母的两个单倍型。对一个个体做 HLA 分型时,得到的是表型结果。每一位点最多检查出两个抗原。如只检查出一个抗原说明是纯合子,或是带一个空白基因,只有通过家系调查才能知道其基因型。

(二)HLA 抗原

(1)Ⅰ类基因产物为 HLA-A、HLA-B、HLA-C 抗原,由两条糖蛋白链(重链和轻链)组成,重链相对分子量约45 000,由 HLA 密码基因控制,有多态性。轻链为 β_2,相对分子量 11 800 万,为单一条多肽,不由 HLA 密码控制,两条链以非共价链相连。Ⅱ类基因产物为 HLA-DR、HLA-DQ、HLA-DP 抗原,由 α 和 β 两条糖蛋白链构成。α 链相对分子量为 34 000,β 链为 29 000,

DRα链无多态性,DQα与DPα有多态性,β链均有多态性。仅链由一个基因位点控制,β链由4个基因位点控制。

(2)HLA抗原主要分布在细胞膜上,不同细胞上抗原分子多少也不同。HLAⅠ类抗原分布广泛,几乎存在于所有有核细胞,但以淋巴细胞上密度最高。在正常情况下,肝细胞和心肌细胞上极少或缺如。成熟红细胞上无HLA-A、HLA-B、HLA-C和HLA-D抗原,而幼稚红细胞上有。但随成熟度增加而减少,除细胞外,血浆中也有相当含量的可溶性HLAⅠ类抗原,可能由细胞膜上分离下来。血小板除有HLA-A、HLA-B抗原外,还可从血浆中吸附一部分可溶性HLA抗原。血小板上某些HLA抗原如Bw4和Bw44,较淋巴细胞高40倍。HLAⅡ类抗原较Ⅰ类范围窄,密度最高主要有单核细胞,还有些吞噬细胞及B淋巴细胞。Ⅱ类抗原作为一种分化抗原在不同细胞上表达。大多数骨髓分化细胞具有HIA~Ⅱ类抗原。T细胞一般不表达Ⅱ类抗原,但其被活化后也可能少量产生。肿瘤细胞可以表达Ⅱ类抗原,但其正常细胞却可以没有。例如,黑色素胞无Ⅱ类抗原,而黑色素瘤细胞却常有Ⅱ类抗原。

(三)HLA分型方法

常用的有序列特异性引物分析、序列特异性寡核苷酸探针分析和建立在测序基础的分型技术三种。

(四)标本采集要点

(1)采血时间:有近期输血的患者要求在输血或输血液制品一周后采集静脉血标本3~5 mL。

(2)采集血标本使用EDTA抗凝真空采血管,不能使用肝素抗凝,采集后立即颠倒混匀8次以上,以免标本凝集。

(五)标本储存和运输

(1)血标本采集后可以在2~8 ℃冰箱放置5天,如需要长期保存需要放置−40 ℃冰箱。

(2)运输2~8 ℃保存的标本在冰盒中即可,−40 ℃保存的标本需要首先复融,然后冰盒保存运输。

(六)实验常见问题

1.DNA量少

白细胞数低,如再生障碍性贫血、肾脏透析患者,应加抽血量或降低溶解DNA的dH₂O量。

2.扩增效率低

(1)DNA不纯时,重新抽提DNA。

(2)DNA浓度太低,需适当增加模板DNA量。

(3)Taq酶用量太低,活力不足时,适当增加酶用量,并注意各种酶的活力及耐热性可能有所不同。

3.非特异性扩增

(1)DNA不够纯:为主要原因,应检测DNA纯度,重新抽提DNA。

(2)PCR产物污染:操作时必须戴手套,必要时须戴口罩,各工作区域物品严禁混用,并妥善处理废弃品。

4.内对照条带不出现

(1)反应体系中可能存在抑制因素。

(2)肝素抗凝血中抽提的DNA。

(3)DNA溶解于含有EDTA的缓冲液,注意不要把DNA溶于TE缓冲液,因为EDTA能够抑制Taq酶活力。

(4)DNA不够纯。

(5)DNA浓度太低。

5.假阴性扩增

体系中存在Taq酶抑制因子。

6.假阳扩增

(1)PCR污染:戴手套操作,操作步骤要认真、细致、避免交叉污染。

(2)DNA不纯:加样器、滴头质量不过关,加样不准确,引物混合物、Taq酶、DNA加样前未混匀。

(七)HLA 的临床意义

1.器官移植

HLA配型能改善移植物的存活率。供体和受体的HLA-A,HLA-B,HLA-DR完全相同者的存活率显然高于不同者。在尸肾移植中,HLA-DR配型效果更甚于HLA-A,HLA-B配型。HLA配型的作用可以归纳为以下几点。

(1)在肾移植中,供受双方共有的DR抗原越多,或已检出的DR错配抗原数越少,移植存活率就越高。

(2)在移植前输血的患者中,DR配型能提高存活率。

(3)骨髓移植前不宜输血,以防受体被免疫。且因经过射线或药物处理,供、受双方HLA型相合比ABO血型相合更为重要。

其他如心、肝、肺等器官的移植,多用于生命垂危的患者,脏器来源稀少,可供选择的器官有限,实际很难达到 HLA 配型相同,主要要求 ABO 血型相同。

自身骨髓移植虽不存在 HLA 配型问题,但只能用于白血病、肿瘤等,而不适用于原发性骨髓功能不全的疾病,如再生障碍性贫血等。

2.输血

为了合理使用血液,现在提倡成分输血疗法。例如,输入血小板、白细胞等血液制品,如 HLA 同型血液,当能提高疗效。因此,血站应建立有关献血员的 HLA 信息系统,以便于查询应用。

临床输血的发热反应中,有些是由 HLA 抗体引起,尤其是多次输血的患者,HLA 抗体可以破坏白细胞,为避免 HLA 引起输血反应,可在输血前做交叉淋巴细胞毒试验。

3.亲子鉴定

HLA 是至今所知人类最复杂的一个遗传多态性系统。如前所述,其表型之多难以计数,这个特点是其他血型系统难与相比的。因此,由于 HLA 系统的高度多态性,新生儿出生时 HLA 抗原就已完整表达,以及 HLA 的遗传规律已阐明等原因,而使其成为亲子鉴定中的一个有力工具,能肯定某些亲子关系,在法医学中具有重要意义。

4.疾病的诊断

经过多年研究调查,发现许多疾病与 HLA 有关。例如,我国的强直性脊柱炎(AS)患者中,91%带有 B27 抗原,而正常人带 B27 抗原者只占 6.6%。因此,检查 B27 抗原有诊断意义。

二、简易致敏红细胞血小板血清学试验

(一)概述

反复输血的患者可能导致血小板输血反应和输注无效状态,为防止和减少血小板输注无效的发生,必要时需在血小板输注前采用 SEPSA 技术进行血小板抗体检查和(或)血小板交叉配血。

SEPSA 是在 U 形孔微量反应板上进行。将血小板抗原固定在 U 形孔底上,与相应抗血清反应后,以抗 IgG 致敏红细胞为指示剂。如果血小板上有抗原抗体复合物,指示红细胞上的抗 IgG 和抗原抗体复合物结合,在 U 形孔底形成膜状红细胞层,为阳性结果;如果血小板上没有结合相应的 IgG 抗体,则指示红细胞向孔底移动不受阻,聚集在孔底中央,成为红细胞扣,为阴性结果。

(二)标本采集要点

(1)用促凝管采集静脉血 3～5 mL,立即送实验室。

(2)送检单详细说明患者情况,包括现病史、用药史、输血史、主要症状及相关化验结果。

(三)固化血小板的制备

(1)采集静脉血 7 mL,加入 1 mLACD-A 液抗凝(采血后 6 小时内)。

(2)中型离心机 1 400 r/min 离心 10 分钟制得富含血小板血浆(PRP)。

(3)PRP 中加入 1/10 量的 ACD-A 液,混合,2 800 r/min 离心 15 分钟。

(4)血小板压积(PC)用无菌生理盐水洗涤 2 次(2 800 r/min 离心 10 分钟),血小板悬液制备时,不能用力,应加少量盐水轻轻使血小板悬浮,然后加 5 mL 盐水混匀。

(5)PC 用生理盐水调整为 10^5/pl。

(6)96 孔 U 形反应板,下面垫一块湿布,置 15 分钟,以除去静电。

(7)各孔加入上述制备的血小板悬液 50 μL,振荡 10 秒。

(8)2 000 r/min 离心 5 分钟,使血小板黏附于孔底。

(9)每孔中加入 100 μL,8% 甲醛(用 pH 7.2 的 PBS 稀释)固定 20 分钟。

(10)用无菌生理盐水洗板 5 次,最后一次置 10 分钟,弃盐水,然后加入无菌生理盐水(含 1% 蔗糖及 0.1%NaN$_3$ 备用)。

(11)可通过间接试验来检查被检血清中的抗血小板抗体。

(四)血小板交叉配血

1.患者标本准备

(1)从静脉采集患者血样 3～5 mL,不抗凝。最快时间送到血站配型实验室。检验申请单详细说明患者情况,包括现病史、用药史、输血史、主要症状及相关化验结果。

(2)输血后重新采集标本。

2.供血者标本准备

在实验前留取供者标本 5～8 mL,用 ACD 抗凝,迅速颠倒混匀,送实验室室温静置 10 分钟,离心取富含血小板的血浆实验备用。标本在 6 小时内有效。

3.血小板交叉配血

将供血者标本离心后的血小板悬液,调整其浓度为 10^5/μL 后,将血小板抗原包被于 U 形板上,与受血者血清反应后,再加入指示红细胞(结合有抗人 IgG

的绵羊红细胞),观察反应结果。如血细胞成纽扣状,集中在孔底中央则为阴性结果,提示该血小板为配合性血小板。

(五)注意事项

(1)进行抗体检查时,在检查前将被检血清 4 000 r/min 离心 10 分钟,以去除沉淀。

(2)用于抗体检查的被检血样本不能使用血浆,须采集不抗凝血。

(3)被检血清不需要灭活。

(4)为防止静电干扰,宜在室温状态下操作。

三、微量淋巴细胞毒试验(LCT)

LCT 是血液 HLA 抗原和(或)HLA 抗体检查的常用技术。特异性的 HLA 抗体与相应淋巴细胞结合后在补体的参与下会引起淋巴细胞胀大溶解,溶解的淋巴细胞因细胞膜破坏染料透入被着色,如果 HLA 抗体和淋巴细胞之间没有发生抗原抗体反应,则细胞膜不被破坏,染料不能进入细胞,细胞不着色。

检验前应填补检验申请单,并详细说明患者情况,包括现病史、用药史、输血史、主要症状及相关化验结果。首先用肝素抗凝管采集静脉血样本 3~5 mL。血样本运输时温度应控制在15~28 ℃,不能放置在冰块中,以免白细胞和血小板发生凝集。标本采集后应尽快送实验室,立即分离淋巴细胞用于实验或保存。如果路途远,为避免淋巴细胞自然死亡,应在血样中加入 TeraseKi 溶液,比例为 1∶1。

四、外周血淋巴细胞的分离

混合淋巴细胞分离是利用密度梯度离心法。将肝素化稀释血置于具有一定比重(1.077)的淋巴细胞分离液上,通过离心使比重大于分离液的红细胞、粒细胞沉到分离液下层,比重小于分离液的淋巴细胞、血小板等留到分离液上面。进一步低速离心去除大部分血小板而获得较纯的淋巴细胞。

T、B 细胞分离是利用 B 细胞对固体表面有黏附性的特点,将混合淋巴细胞悬液注入尼龙棉柱,通过 37% 孵育使 B 细胞黏附在尼龙棉上。然后用不同温度的组织培养液冲洗尼龙棉柱,将非黏附的 T 细胞和黏附于尼龙棉上的 B 细胞分离,但应注意以下问题。

(1)血液病患者应注意采血时间。重型再生障碍性贫血患者,应在治疗前采血;急性白血病患者在第一次完全缓解后停止化疗 2~3 周,或下次化疗前停止输血 2~3 周时采血;慢性粒细胞白血病患者,外周血白细胞计数 $10×10^9/L$ 左右,淋巴细胞＞20％,停止化疗 2～3 周时静脉采血。

（2）肝素和淋巴细胞分离液使用前应预温至 22 ℃。

（3）肝素化血样在送往实验室过程中,应注意保温,切勿放置冰或干冰。

（4）在淋巴细胞分离过程中,应控制室温在 22～25 ℃,过低或过高应适当延长或缩短离心时间。

（5）细胞悬液置 4 ℃保存前,应尽量去除血小板,以避免保存过程中发生聚集。

五、HLA 抗体群体反应活性实验(PRA)

PRA 采用酶联免疫吸附试验在 96 孔板上进行,板中各孔中已包被有 HLA-Ⅰ、Ⅱ类不同抗原,如果待检血清存在相应的 HLA 抗体,则相应孔中将发生抗原抗体反应,反应结果根据 ELISA 的原理来确定。肉眼观察,蓝色为阳性,无色为阴性。

标本制备:采集静脉血 3～5 mL,用促凝真空采血管,可以 4 ℃保存 5 天。输过血的患者要在输血 1 周后采集标本。邮寄或短途运送需要放 4 ℃冰盒保存,应避免剧烈震荡,防止溶血。

六、造血干细胞捐献者血样本检测

(一)试管的选择

用 5～8 mL 的一次性真空采血试管作为采血容器,试管中的抗凝剂为液态的 EDTA-Na$_2$,ACI 或 CPD,试管的材质首选耐深低温冷冻的塑胶试管,在得不到此种试管时可以购买玻璃材质的试管。如果试管中的抗凝剂为固态,一定要检查抗凝剂是否为"熔化"后的重结晶,如果是,请不要使用。采集血样所用试管、针头、止血带、消毒剂、辅料等均应符合相关国家标准要求。

(二)采血要求

用一次性注射器或一次性真空采血试管上所带的采血针采集捐献者静脉血 5～8 mL,然后将注射器的针头从采血试管的胶塞上直接扎进试管内(真空试管的采血针不用此步),使血液自动流入试管,颠倒试管若干次,使血液和试管中的抗凝剂充分混匀,防止凝集。

(三)注意事项

（1）血液的采集量一定要满试管的真空度,即 5～8 mL。

（2）采血时一定要防止交叉污染。

（3）真空试管的塞子一定不要打开。

（4）必须将血样管颠倒混匀数次,使血样充分抗凝。

（5）采血试管上可以自行编号(如 1、2、3……),也可写上捐献者的名字,但一定要和捐献者登记表上的编号或名字一致。试管的排列顺序要和登记表的顺序一致。

（6）血样采集完成后,请采血单位将血样于 40 ℃冰箱保存 1 天,检查血样是否有凝集,如果有凝集,请重新采集,如果没有凝集,请尽快将合格的血样送到实验室。4 ℃冰箱保存限 7 天,长期保存应置于－40 ℃或－80 ℃冰箱内。

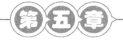

尿 液 检 验

第一节 尿液理学检验

一、尿量

使用量筒或其他带刻度的容器直接测定尿量。

个体尿量随气候、出汗量、饮水量等不同而异。一般健康成人为(1.0~1.5)L/24 h,即 1 mL/(kg·h);小儿如按体重(kg)计算尿量,则较成人多3~4倍。

(一)增多

(1)生理性:饮水过多,饮浓茶、咖啡、乙醇类或精神紧张等。

(2)病理性:常见于糖尿病、尿崩症、慢性肾炎和神经性多尿等。

(二)减少

(1)生理性:饮水少和出汗多等。

(2)病理性:常见于休克、脱水、严重烧伤、急慢性肾炎、心功能不全、肝硬化腹水、流行性出血热少尿期、尿毒症和急慢性肾衰竭等。

二、尿液颜色

根据观察到的尿颜色进行报告。

(一)正常尿颜色

因尿含尿色素可呈淡黄色。尿液浓缩时,颜色可呈深黄色,并受某些食物及药物的影响。

（二）病理性尿颜色

凡观察到尿液呈无色、深黄色、浓茶色、红色、紫红色、棕黑色、绿蓝色、乳白色等，均应报告。浓茶样深红色尿可见于胆红素尿；红色尿见于血尿、血红蛋白尿；紫红色尿见于卟啉尿；棕黑色尿见于高铁血红蛋白尿、黑色素尿；绿蓝色尿见于胆绿素尿和尿蓝母；乳白色尿可能为乳糜尿、脓尿。

三、尿液透明度

根据尿的外观理学性状，将尿液透明度分为"清晰透明、微浑、浑浊、明显浑浊"4 个等级。

浑浊尿的鉴别步骤如下。①加热：浑浊消失，为尿酸盐结晶；②加入醋酸数滴：浑浊消失且产生气泡，为碳酸盐结晶；浑浊消失但无气泡，为磷酸盐结晶；③加入 2% 盐酸数滴：浑浊消失，为草酸盐结晶；④加入 10% 氢氧化钠数滴：浑浊消失，为尿酸结晶；呈现胶状，为脓尿；⑤在 1 份尿液中，加入乙醚 1 份和乙醇 2 份，振荡，浑浊消失，为脂肪尿；⑥尿液经上述处理方法后：仍呈浑浊，多为菌尿。

第二节　尿液化学检验

一、尿液干化学分析

（一）尿液干化学分析仪

尿液干化学分析仪由机械系统、光学系统和电路系统 3 部分组成。采用反射光度法原理对配套尿干化学试带进行检测，发生化学反应产生颜色变化的试带，被波长不同的发光二极管照射后，产生反射光，反射光由光电管接受，光信号转化成为电讯号，电讯号传送至模拟数字转换器，转换成数值，经微处理控制器处理，自动显示结果。

使用尿液干化学分析仪应注意如下问题。

1.检验人员有合格的能力

检验人员必须经规范培训合格才能上岗，上岗前必须仔细阅读仪器说明书，了解仪器的测定原理，熟悉操作方法、校正方法、仪器日常维修和保养要求等。

2.仪器校正带校准

部分仪器开机后虽会自动校正,但应每天用仪器自带的校正带进行测定,观察测定结果与校正带标示结果是否一致,只有完全一致才能证明仪器处于正常运转状态,同时记录测定结果。

3.保持仪器洁净

如尿液污染,应立即进行清除。

4.执行日常保养

按厂商规定,定期对仪器光学部分和机械部分进行保养。

5.使用配套专用试带

不同型号仪器应使用各自相应的尿试带。

6.操作温度

检测时,仪器、尿干化学试带和标本的最佳温度为 20～25 ℃。

(二)尿液干化学分析试带

1.试带法常用检验项目

(1)原理:尿液干化学试带是以滤纸为载体,将各种试剂成分浸渍后干燥,作为试剂层,固定在塑料底层上,并在表面覆盖一层起保护作用的尼龙膜,通常能检测 8～11 项尿化学试验。

(2)注意事项。①标本要求:测定尿 pH 值、葡萄糖、酮体、潜血、胆红素、亚硝酸盐时,标本必须新鲜。②试带保存:尿葡萄糖、胆红素试带易失效,应避光保存于室温干燥处。③尿蛋白质:通常,试带法检测结果为阴性时,应再用加热醋酸法或磺基水杨酸法复查,以免漏诊阳性结果。④尿潜血:由于红细胞易于沉淀,所以测试前标本必须混匀。为防止强氧化剂或某些产过氧化物酶细菌的干扰,可将尿液煮沸 2 分钟,再用试带进行检测。

(3)临床意义。

尿酸碱度:肉食者多为酸性,食用蔬菜水果可致碱性。久置腐败尿或泌尿道感染、脓血尿均可呈碱性。磷酸盐、碳酸盐结晶多见于碱性尿;尿酸盐、草酸盐、胱氨酸结晶多见于酸性尿。酸中毒及服用氯化铵等酸性药物时尿可呈酸性。

尿蛋白质:分为短暂性蛋白尿,如功能性(发热、运动、充血性心力衰竭和癫痫发作等)和体位性(仅见于直立性体位),或持续性蛋白尿,如肾前性(免疫球蛋白重链和轻链分泌、肌红蛋白尿和血红蛋白尿等)、肾性(IgA 肾病、肾毒性药物所致小分子蛋白尿和进展性肾病等)和肾后性(如尿路感染、前列腺或膀胱疾病和阴道分泌物污染等)。

尿葡萄糖:阳性见于糖尿病、肾性糖尿病、甲状腺功能亢进等。内服或注射大量葡萄糖及精神激动等也可致阳性反应。

尿酮体:阳性见于妊娠剧吐、长期饥饿、营养不良、剧烈运动后。严重未治疗的糖尿病酸中毒患者,酮体可呈强阳性反应。

尿潜血:尿潜血来自两种情况。①尿红细胞:无论试验前红细胞是否破坏,只要红细胞达到一定浓度,试带检测时均可出现潜血阳性。主要见于肾小球肾炎、尿路结石、泌尿系统肿瘤、感染等。②尿血红蛋白:即含游离血红蛋白的血红蛋白尿。正常人尿液中无游离血红蛋白。当体内大量溶血,尤其是血管内溶血,血液中游离血红蛋白可大量增加。当超过 1.00 g/L 时,即出现血红蛋白尿。此种情况常见于血型不合输血、阵发性睡眠性血红蛋白尿、寒冷性血红蛋白尿症、急性溶血性疾病等。还可见于各种病毒感染、链球菌败血症、疟疾、大面积烧伤、体外循环、肾透析、手术后所致的红细胞大量破坏等。

尿胆红素:阳性见于肝实质性及阻塞性黄疸。溶血性黄疸时,一般尿胆红素阴性。

尿胆原:阴性见于完全阻塞性黄疸。阳性增强见于溶血性疾病及肝实质性病变如肝炎。

尿亚硝酸:阳性见于尿路细菌感染,如大肠埃希菌属、克雷伯菌属、变形杆菌属和假单胞菌属感染。注意,亚硝酸盐结果阳性与致病菌数量没有直接关系。

尿比密:增高见于少尿、急性肾炎、高热、心功能不全、脱水等;尿比密增高同时伴尿量增多,常见于糖尿病。尿比密减低见于慢性肾小球肾炎、肾功能不全、尿崩症等。连续测定尿比密比一次测定更有价值,慢性肾功能不全呈现持续性低比密尿。如临床怀疑肾小管疾病时建议采用冰点渗透压法测定尿渗量以明确诊断。

尿白细胞酯酶:阳性提示尿路炎症,如肾脏或下尿道炎症,表明每微升尿液中白细胞数量>20 个;阳性也可见于前列腺炎。

尿维生素 C:主要用于排除维生素 C 对干化学分析结果的干扰,阳性提示试带尿液潜血、胆红素、亚硝酸盐和葡萄糖检测结果可能为假阴性。

(4)注意事项。

注意尿干化学分析试带测定结果与手工法化学试验测定结果的差异:如尿蛋白质试带测定的是清蛋白,对球蛋白不敏感;用葡萄糖氧化酶测定尿葡萄糖的灵敏度比班氏法高,但高浓度仅测到"3＋"为止;尿胆红素试带法结果比 Harrison 法灵敏度低;尿白细胞酯酶检测白细胞只能测出有粒细胞,而不与淋巴细胞发生反应等。

尿干化学分析试带结果的确认检验:通常采用相同或更高灵敏度或特异度的相同或不同方法来检测同一物质。但是,采用相同干化学分析试带重复检测不能作为确证试验。

试带法检测结果宜采用显微镜检查法来加以确认:国际上普遍认为,宜采用显微镜检查法来加以确认试带法检测结果。试带法白细胞酯酶和亚硝酸盐阳性时,宜采用病原生物学检查来排除尿路感染可能,采用显微镜检查法来确认菌尿或白细胞尿。当显微镜检查提示存在异常上皮细胞时,宜做细胞病理学检查来确认结果。疑为膀胱移行上皮细胞癌时,宜采用图像流式细胞分析法和 DNA 分析法来确证。

2.常用确认试验

目前,国内常用的试带法确认试验介绍如下,包括磺基水杨酸法测定尿蛋白质、Harrison 法测定尿胆红素和显微镜法检查尿红细胞和白细胞。

(1)磺基水杨酸法尿蛋白质测定。

原理:磺基水杨酸为生物碱试剂,在酸性环境下,其阴离子可与带正电荷的蛋白质结合成不溶性蛋白盐而沉淀。

试剂。① 100 g/L 磺基水杨酸乙醇溶液:取磺基水杨酸 20 g,加水至 100 mL,取此液与等量 95% 乙醇或甲醇液混合。②200 g/L 磺基水杨酸溶液:取磺基水杨酸 20 g,加水至 100 mL。

操作步骤如下。①加尿标本:取小试管加尿液 3~5 mL。②加试剂:加 100 g/L磺基水杨酸乙醇溶液 3~4 滴或 200 g/L 磺基水杨酸溶液 1~2 滴,形成界面。

观察结果:如尿显浑浊,表示存在尿蛋白,浑浊深浅与尿蛋白量成正比。

结果判断。①阴性:尿液不显浑浊,外观仍清晰透明;②可疑(±):轻微浑浊,隐约可见,含蛋白量为 0.05~0.2 g/L;③阳性(+):明显白色浑浊,但无颗粒出现,含蛋白量约为 0.3 g/L;④(2+):稀薄乳样浑浊,出现颗粒,含蛋白量约为 1 g/L;⑤(3+):乳浊,有絮片状沉淀,含蛋白量约为 3 g/L;⑥(4+):絮状浑浊,有大凝块下沉,含蛋白量≥5 g/L。

注意事项。①磺基水杨酸法灵敏度:0.05~0.1 g/L。②浑浊尿处理:应先离心或过滤。③强碱性尿处理:应加 5% 醋酸溶液数滴酸化后再作试验,否则可出现假阴性。④假阳性结果:可见于有机碘造影剂、超大剂量使用青霉素;尿含高浓度尿酸或尿酸盐(出现阳性反应与尿蛋白阳性结果不同,前者加试剂 1~2 分钟后出现白色点状物,向周围呈毛刺状突起,并慢慢形成雾状)。

(2)Harrison 法尿胆红素测定。

原理:用硫酸钡吸附尿液中胆红素后,滴加酸性三氯化铁试剂,使胆红素氧化成胆绿素而呈绿色反应。

试剂。①酸性三氯化铁试剂(Fouchet 试剂):称取三氯乙酸 25 g,加蒸馏水少许溶解,再加入三氯化铁 0.9 g,溶解后加蒸馏水至 100 mL。②100 g/L 氯化钡溶液。③氯化钡试纸:将优质滤纸裁成 10 mm×80 mm 大小纸条,浸入饱和氯化钡溶液内(氯化钡 30 g,加蒸馏水 100 mL)数分钟后,放置室温或 37 ℃温箱内待干,贮于有塞瓶中备用。

操作。①试管法:取尿液 5 mL,加入 100 g/L 氯化钡溶液约 2.5 mL,混匀,此时出现白色的硫酸钡沉淀。离心后弃去上清液,向沉淀物加入酸性三氯化铁试剂数滴。若显现绿色或蓝绿色者为阳性结果。②氯化钡试纸法:将氯化钡试纸条的一端浸入尿中,浸入部分至少 50 mm 长,5～10 秒后,取出试条,平铺于吸水纸上。在浸没尿液的部位上滴加酸性三氯化铁试剂 2～3 滴,呈绿、蓝色为阳性,色泽深浅与胆红素含量成正比。

注意事项。①本法灵敏度:0.9 μmol/L 或 0.5 mg/L。②胆红素在阳光照射下易分解,留尿后应及时检查。③假阳性:见于尿含水杨酸盐、阿司匹林(与 Fouchet 试剂反应)。④假阴性:加入 Fouchet 试剂过多,反应呈黄色而不显绿色。

二、尿肌红蛋白定性试验

(一)原理

肌红蛋白(Mb)和 Hb 一样,分子中含有血红素基团,具有过氧化物酶样活性,能催化 H_2O_2 作为电子受体使色原(常用的有邻联甲苯胺、氨基比林)氧化呈色,色泽深浅与肌红蛋白或血红蛋白含量成正比。Mb 能溶于 80%饱和度的硫酸铵溶液中,而 Hb 则不能,两者由此可以区别。

(二)试剂

1.10 g/L 邻联甲苯胺

冰醋酸溶液取邻联甲苯胺 1 g,溶于冰醋酸和无水乙醇各 50 mL 的混合液中,置棕色瓶中,冷藏保存,可用 8～12 周,若溶液变暗色,应重新配制。

2.过氧化氢溶液

冰醋酸 1 份,加 3%过氧化氢溶液 2 份。

3.硫酸铵粉末

用化学纯制品。

(三)操作

1.测试尿标本是否存在血红素

依次在试管中加入新鲜尿液 4 滴,邻联甲苯胺(或四甲基联苯胺)溶液 2 滴,混合后,加入过氧化氢溶液 3 滴,如出现蓝色或蓝绿色,表示尿中存在 Hb 和(或)Mb。

2.尿硫酸铵沉淀反应

尿液离心或过滤使其透明;吸取上清液 5 mL,加入硫酸铵粉末 2.8 g,使之溶解混合(饱和度达 80%),静置 5 分钟,用滤纸过滤;取滤液按上述操作步骤"1"重复测试是否存在血红素,如呈蓝色,则表示尿 Mb 阳性,如不显蓝色,则表示血红素已被硫酸铵沉淀,为尿 Hb 阳性。

(四)注意事项

1.邻联甲苯胺

邻联甲苯胺亦称邻甲联苯胺,即英文 o-tolidine[3,3′-dimethyl-(1,1′-biphenyl)4,4′-diamine,$C_{14}H_{16}N_2$,分子量 212.3]。邻甲苯胺,英文 o-toluidine(2-aminotoluene,C_7H_9N,分子量 107.2),可用于血糖测定。两者应予区别。

2.尿标本

尿标本必须新鲜,并避免剧烈搅拌。

3.本法为过筛试验

如少部分健康人出现假阳性,应进一步选用超滤检查法、电泳法、分光光度检查法和免疫化学鉴定法等加以鉴别。

(五)临床意义

肌红蛋白尿症可见于下列疾病。

1.遗传性肌红蛋白尿

磷酸化酶缺乏、未知的代谢缺陷,可伴有肌营养不良、皮肌炎或多发性肌炎等。

2.散发性肌红蛋白尿

当在某些病理过程中发生肌肉组织变性、炎症、广泛性损伤及代谢紊乱时,大量肌红蛋白自受损伤的肌肉组织中渗出,从肾小球滤出而成肌红蛋白尿。

三、尿乳糜定性试验

尿液混有脂肪即为脂肪尿。乳糜微粒与蛋白质混合使尿液呈乳化状态浑浊即为乳糜尿。

(一)原理

脂肪可溶解于乙醚中,而脂肪小滴可通过染色识别。

(二)试剂

(1)乙醚。

(2)苏丹Ⅲ醋酸乙醇染色液:5％乙醇 10 mL,冰醋酸 90 mL,苏丹Ⅲ粉末一药匙,先将乙醇与冰醋酸混合,再倾入苏丹Ⅲ粉末,使之充分溶解。

(3)猩红染色液:先配 70％乙醇和丙酮 1∶1 溶液,然后将猩红染色液加入至饱和为止。

(三)操作

1.取尿液加乙醚

取尿 5～10 mL,加乙醚 2～3 mL,混合振摇后,使脂肪溶于乙醚。静置数分钟后,2 000 r/min 离心 5 分钟。

2.涂片加液

吸取乙醚与尿液的界面层涂片,加苏丹Ⅲ醋酸乙醇染色液或猩红染色液 1 滴。

3.镜检观察

是否查见红色脂肪小滴。

4.结果判断

(1)浑浊尿液:加乙醚后而澄清,则为脂肪或乳糜尿。

(2)镜检涂片:脂肪滴呈红色。

(四)注意事项

(1)尿液中加少量饱和氢氧化钠,再加乙醚,有助于澄清。

(2)将分离的乙醚层隔水蒸干,若留有油状沉淀,也可加苏丹Ⅲ,镜检证实有无脂肪小滴。

(五)临床意义

(1)正常人为阴性。

(2)因丝虫或其他原因阻塞淋巴管,使尿路淋巴管破裂而形成乳糜尿。丝虫病患者的乳糜尿的沉渣中常见红细胞,并可找到微丝蚴。

四、尿苯丙酮酸定性试验

(一)原理

尿中的苯丙酮酸在酸性条件下与三氯化铁作用,生成 Fe^{3+} 和苯丙酮酸烯醇基的蓝绿色螯合物,磷酸盐对本试验有干扰,应先将其改变成磷酸铵镁沉淀后除去。

(二)试剂

1.100 g/L 三氯化铁溶液

称取三氯化铁 10 g,加入蒸馏水至 100 mL。

2.磷酸盐沉淀剂

氧化镁 2.2 g、氯化铵 1.4 g、280 g/L 氢氧化铵液 2.0 mL,加水至 100 mL。

(三)操作

1.加液过滤

尿液 4 mL 加磷酸盐沉淀剂 1 mL,混匀,静置 3 分钟,如出现沉淀,可用滤纸过滤或离心除去。

2.加试剂

滤液中加入浓盐酸 2~3 滴和 100 g/L 三氯化铁溶液 2~3 滴,每加 1 滴立即观察颜色变化。

3.结果判断

如尿滤液显蓝绿色并持续 2~4 分钟,即为阳性。如绿色很快消失,提示可能有尿黑酸,可报告苯丙酮酸阴性。本法灵敏度约为 100 mg/L;尿液作系列稀释后再测定,可粗略定量。

(四)注意事项

1.尿标本

尿标本一定要新鲜,尿中若含酚类药物(如水杨酸制剂)及氯丙嗪,也可与氯化铁结合显色,试验前应停用此类药物。胆红素也可造成假阳性。

2.用 2,4-二硝基苯肼溶液试验

试剂与尿液等量混合,如显黄色浑浊为苯丙酮酸阳性。本法灵敏度为200 mg/L。

3.儿童年龄

小儿出生后 6 周内不易查出,故宜出生 6 周后检查。

(五)临床意义

(1)正常人为阴性。

(2)大多数苯丙酮尿症患者的尿液可出现阳性;有 $1/4\sim1/2$ 病例可能会漏检。

第三节　尿液有形成分检验

一、尿液有形成分分析仪

目前,在国内外已推出了能对部分尿液有形成分进行自动筛检分析的仪器,称尿液有形成分分析仪,这些系统多数采用电阻抗、光散射(包括对有形成分进行各种染色,如荧光染色后的流式细胞术检测)或数字影像分析术的原理,识别或分类红细胞、白细胞、上皮细胞、小圆上皮细胞、管型、细菌、精子、黏液丝、结晶等有形成分,已逐步成为尿液显微镜检查的首选筛检方法。

(一)原理

1.筛检方法一

采用流式细胞术和电阻抗法原理。先用荧光染料对尿中各类有形成分进行染色,然后经激光照射每一有形成分发出的荧光强度、散射光强度及电阻抗大小进行综合分析,得出红细胞、白细胞、上皮细胞、管型和细菌定量数据,以及各种有形成分的散射图和红细胞、白细胞直方图,尿中红、白细胞信息和病理性管型、小圆上皮细胞、结晶、酵母样细胞等信息。

2.筛检方法二

采用影像分析术和自动粒子识别系统原理。先用 CCD 数字摄像机自动捕获数百幅图像,然后进行数字化图像分析,用自动粒子识别软件进行比较,最后定量报告尿中多种有形成分的数量,包括红细胞、白细胞、白细胞聚集、透明管型、未分类管型、鳞状上皮细胞、非鳞状上皮细胞、细菌、酵母菌、结晶、黏液和精子等。

(二)试剂

按仪器分析所需试剂的说明书准备试剂。

（三）操作

各种仪器操作步骤不尽相同，操作前应首先仔细阅读仪器操作说明书。简单步骤如下。

1.准备标本

充分混匀收集的全部新鲜尿液，倒入洁净的试管中（标本量约 10 mL）。

2.启动仪器

打开仪器电源，待仪器动核查通过后，进入样本分析界面。

3.进行质控

如质控通过，则可继续下一步操作；如失控，则分析并解决原因后，才能继续患者标本检测。

4.检测标本

在仪器上输入样本号，按开始键手工进样，或由自动进样架自动进样。

5.复核结果

根据实验室设定的仪器分析结果复检规则（包括显微镜复核），确认仪器分析结果。

6.发送报告

在确认仪器和复检结果的基础上，可发送检验结果报告。

（四）注意事项

1.尿标本

自动化仪器检测常采用不离心新鲜尿液标本。

2.尿容器

应确保尿容器的洁净，避免存在任何污染物。

3.干扰结果的自身因素

尿中存在大量黏液、结晶、真菌、精子、影形红细胞等会使管型、红细胞、细菌等项目计数结果假性增高或减低。

二、尿液有形成分显微镜检查

（一）尿沉渣显微镜检查

1.试验方法

（1）尿沉渣未染色检查法。

器材。①离心试管：可用塑料或玻璃制成；须足够长，防止离心时尿液标本溢出;须干净、透明,便于尿液外观检查;须带体积刻度(精确到 0.1 mL);容积须>12 mL 而<15 mL;试管底部应为锥形,便于浓缩沉渣;无化学物质污染;试管须有盖,可防止试管内液体溅出及气溶胶形成;建议使用一次性离心试管。②移液管:必须洁净;使用一次性移液管。③尿沉渣板:须标准化,具有可定量沉渣液的计数池,并一次性使用。如采用在普通玻片上滴加尿沉渣液后加盖玻片的检查方法,则不能提供标准化、可重复的结果。④显微镜:应使用内置光源的双筒显微镜;载物台能机械移动玻片;物镜能放大 10 倍、40 倍,目镜能放大 10 倍;同一实验室使用多台显微镜,其物镜及目镜的放大倍数应一致。⑤离心机:应使用水平式有盖离心机;离心时须上盖,以确保安全。离心时的相对离心力应稳定在 400 g。应每 12 个月对离心机进行一次校正。

操作步骤如下。①尿标本用量:应准确取尿 10 mL。如标本量<10 mL,应在结果报告单中注明。②离心留尿量:在相对离心力 400 g 条件下离心 5 分钟。离心后,一次性倾倒或吸弃上清尿液,留取离心管底部液体 0.2 mL。③尿沉渣制备:充分混匀尿沉渣液,取适量滴入尿沉渣板;或取 20 μL,滴入载玻片,加盖玻片(18 mm×18 mm)后镜检。

结果报告。①方法 1:以每微升(μL)单位体积各尿沉渣成分数量报告结果;②方法 2:管型,以低倍(10×10)镜视野全片至少 20 个视野所见的平均值报告;细胞,以高倍(40×10)镜视野至少 10 个视野所见的最低至最高数的范围报告;尿结晶等,以每高倍镜视野所见数换算为半定量的"一、±、1+、2+、3+"等级报告

(2)尿沉渣染色检查法:有时,活体染色(如 Sternheimer-Malbin 染色或 0.5%甲苯胺蓝染色)有助于细胞和管型的鉴别。但也不足以鉴别或确认尿沉渣中所有成分,如在检查下列有形成分时,可采用一种或多种特殊染色。①脂肪和卵圆脂肪小体:采用油红 O 染色和苏丹Ⅲ染色。②细菌:采用革兰氏染色和巴氏染色。③嗜酸性粒细胞:采用 Hansel 染色、瑞氏染色、吉姆萨染色、瑞-吉染色和巴氏染色。④含铁血黄素颗粒:采用普鲁士蓝染色。

通常,特殊染色需要制备特定涂片,如浓缩涂片、印片或细胞离心涂片。巴氏染色常用于肾小管上皮细胞、异常尿路上皮细胞、腺上皮细胞和鳞状上皮细胞的鉴别。Hansel 染色用于检测嗜酸性粒细胞尿。

2.参考区间

因各实验室所用尿标本量、离心力、尿沉渣液量、观察尿沉渣用量、尿沉渣计数板规格等均不尽相同,尿沉渣检查参考区间应由实验室通过必要的验证或评

估来确定。

3.注意事项

实验室应统一尿液有形成分形态的鉴别标准和报告方式。

4.临床意义

(1)白细胞:增多表示泌尿系统有化脓性炎症。

(2)红细胞:增多常见于肾小球肾炎、泌尿系统结石、结核或恶性肿瘤。

(3)透明管型:可偶见于正常人清晨浓缩尿中;透明管型在轻度或暂时性肾或循环功能改变时可增多。

(4)颗粒管型:可见于肾实质性病变,如肾小球肾炎。

(5)红细胞管型:常见于急性肾小球肾炎等。

(6)白细胞管型:常见于急性肾盂肾炎等。

(7)脂肪管型:可见于慢性肾炎肾病型及类脂性肾病。

(8)宽形管型:可见于慢性肾衰竭,提示预后不良。

(9)蜡样管型:提示肾脏有长期而严重病变,见于慢性肾小球肾炎晚期和肾淀粉样变。

(二)1 小时尿沉渣计数

目前,12 小时尿沉渣计数因影响结果准确性的因素很多,故在临床上已很少应用。现常采用 1 小时尿沉渣计数。

1.操作

(1)患者先排尿弃去,准确收集 3 小时尿液于清洁干燥容器内送检(如标本留取时间 5∶30～8∶30)。

(2)准确测量 3 小时尿量,充分混合。取混匀尿液 10 mL,置刻度离心管中,1 500 r/min 离心 5 分钟,用吸管吸弃上层尿液 9 mL,留下 1 mL,充分混匀。吸取混匀尿液 1 滴,注入血细胞计数板内。细胞计数 10 个大方格,管型计数 20 个大方格。

2.参考区间

(1)红细胞男性<3 万/小时,女性<4 万/小时。

(2)白细胞男性<7 万/小时,女性<14 万/小时。

(3)管型<3 400 个/小时。

3.注意事项

(1)尿液应新鲜检查,pH 值应在 6 以下,若为碱性尿,则血细胞和管型易溶解。

(2)被检尿液比密最好在 1.026 以上,如<1.016 为低渗尿,细胞易破坏。

(3)如尿中含多量磷酸盐时,应加入少量稀醋酸液,使其溶解;但切勿加酸过多,以免红细胞及管型溶解;含大量尿酸盐时,应加温使其溶解,以便观察。

4.临床意义

(1)急性肾炎患者红细胞增多。

(2)肾盂肾炎患者白细胞可明显增多。

(三)尿液有形成分检查的推荐参考方法

2003 年,国际实验血液学学会提出了尿中有形成分计数的推荐参考方法,用于自动化尿液有形成分分析仪中红细胞、白细胞、透明管型和鳞状上皮细胞参考计数。

1.试剂

(1)染色储存液。①2％阿辛蓝溶液:阿辛蓝 1 mg 溶解于 50 mL 蒸馏水中。②1.5％派洛宁 B 溶液:派洛宁 B 0.75 mg 溶解于 50 mL 蒸馏水中。溶液用磁力搅拌器充分搅拌,混匀 2～4 小时,在 20 ℃过夜后过滤。并用分光光度计核查吸光度,阿辛蓝溶液的最大吸光度为 662 nm,派洛宁 B 溶液的最大吸光度为 553 nm。贮存液在 20 ℃能保存 3 个月以上。

(2)染色应用液:使用时,将 2 种储存液按 1∶1 比例混合。应用液在 20 ℃能保存 2～4 周。

2.操作

(1)器材准备:使用前,先用流水,再用乙醇冲洗并干燥计数盘和盖玻片。将 Fuchs-Rosenthal 计数盘放在显微镜载物台上,加盖玻片。

(2)尿标本染色:于试管中,将 1 份染色应用液和 9 份尿标本混匀,染色 5 分钟。

(3)混匀混合液:将试管内染色尿标本颠倒混匀 20～40 次。

(4)计数盘充液:用移液管吸取尿液,以 45°角充入计数池中。充池量 15～16 μL。充池后,静置 5 分钟。

(5)显微镜计数:先用低倍镜(10×10)扫描整个计数盘,保证颗粒分布均匀。然后,用高倍镜(10×40)计数颗粒数量。大型颗粒(管型和鳞状上皮细胞)可在低倍镜下观察并计数。

计数原则:和血细胞计数相同,颗粒计数符合泊松分布的特征,为达到颗粒计数统计学精度,必须计算足够容积中的颗粒数。通常,管型和鳞状上皮细胞至少计数 50 个,使计数 $CV<14\%$;白细胞和红细胞至少计数 200 个,使计数 $CV<7\%$。

为避免颗粒重复计数或漏计数,可采用"数左不数右,数上不数下"的规则。

(6)结果报告:计数结果以"个/微升"报告。

3.注意事项

(1)计数推荐方法:使用相差显微镜和活体染色技术。

(2)尿标本:尿液有形成分检查参考方法采用不离心新鲜尿液标本。

(3)器材:标本容器须使用塑料或硅化玻璃,避免颗粒黏附;容量为 5～12 mL。使用塑料或硅化玻璃移液管,避免尿中颗粒黏附,容量误差应<5%;盖玻片须适用于在相差显微镜下观察,边角应呈圆形、边缘光滑。不能使用薄盖玻片(<0.4 mm)。盖玻片用 25 mm(长)×22 mm(宽),允许误差±1 mm。盖玻片置于计数盘上如能见衍射光环,则表示平整。

(4)充池要求:速度不能太快;凡充池液太多、计数区域充池不全、有气泡或有碎片等异常,均必须重新充池。

(5)计数时间:应于 1 小时内完成计数;计数时如发现计数池液体干涸,须清洗后重新充池。

第四节　尿液特殊检验

一、尿乳糜特殊试验

尿液中混有脂肪小滴时称为脂肪尿,尿中含有淋巴液,外观呈牛奶样乳白色称乳糜尿。乳糜尿由呈胶体状的乳糜微粒和蛋白质组成,若其中含有血液则称为乳糜血尿。

乳糜尿的形成:从肠道吸收的乳糜液未经正常的淋巴道引流入血而逆流至泌尿系统淋巴管中,引起该处淋巴管内压力增高、曲张破裂,乳糜液流入尿中所致。乳糜尿主要含卵磷脂、胆固醇、脂肪酸盐及少量纤维蛋白原、清蛋白等。若合并泌尿道感染,则可出现乳糜脓尿。

(一)检验方法学

1.乙醚萃取-苏丹Ⅲ染色法

(1)原理:根据脂肪特性,用乙醚等有机溶剂抽提、萃取乳糜微粒脂肪小滴,使乳白色尿液澄清,是其特征之一。再用脂肪性染料苏丹Ⅲ对乙醚提取物进行染色,根据较大的脂肪粒在显微镜下呈球状,易被苏丹Ⅲ染料染成橘红色为特征。

(2)器材和试剂:玻璃试管、试管盖、光学显微镜、载玻片、乙醚、饱和苏丹Ⅲ乙醇染料(将苏丹Ⅲ置于70％乙醇中,使其呈饱和状态)。

(3)操作:①取5 mL尿液置于玻璃试管内,加入乙醚约2.5 mL,试管加盖后用力振摇1～2分钟。②将标本静置5分钟,观察乳白色的尿液是否被澄清。若如乳浊程度明显减轻或变为澄清可确认为乳糜尿。③取尿标本和乙醚分界面处的标本少许,滴于载玻片上,显微镜下观察,如见到大小不等的脂肪球后,加苏丹Ⅲ染料1滴,可见到被染成橘红色中性脂肪小滴,即可确认为乳糜试验阳性结果。

2.甘油三酯酶法

(1)原理:乳糜尿是乳糜微粒分散于尿液中而形成的乳浊状尿液,而乳糜微粒的主要化学成分甘油三酯占80％～95％,因此采用临床生化检验中甘油三酯酶法测定试剂中酶应用液进行鉴定,具有极好的效果。

(2)器材和试剂:甘油三酯酶法测定试剂盒、玻璃试管、水浴箱、分光光度计。

(3)操作:取小试管一个,加入甘油三酯酶法测定应用液0.5 mL,加入尿液标本1滴。置于37 ℃水浴中5～10分钟,取出后观察,如反应出现红色为阳性,不显色为阴性。甚至可根据反应颜色深浅确认阳性强弱,如阴性:无色或者淡粉色;＋:浅红色;＋＋:深红色;＋＋＋:紫红色。如需定量分析,可按照血清甘油三酯测定中的要求的样品与试剂的比值,确定尿液加入量,使用分光光度计在550 nm处比色,根据预先标定的标准曲线或公式,根据测定标本的吸光度得到定量分析结果。

(二)方法学评价

1.灵敏度和特异性

(1)离心沉淀法:简便,实用;可初步区分乳糜尿、脓尿、高浓度结晶尿。脓尿、高浓度结晶尿经离心沉淀后,上清液澄清,用显微镜检查沉渣可见大量白细胞、脓细胞或无定形磷酸盐结晶;乳糜尿经离心沉淀后,外观不变,而沉渣镜检只见少量红细胞及淋巴细胞等。

(2)有机溶剂抽提法:用乙醚抽提尿液后,如乳浊程度明显减轻或变为澄清可确诊为乳糜尿;将乙醚提取物经苏丹Ⅲ染色、置镜下观察,如见大小不等、橘红色脂肪球为乙醚试验阳性。该方法为定性实验,不需要专用设备,操作略为烦琐、需要接触挥发性化学试剂乙醚,需要经验且缺乏灵敏度和特异性,但是作为传统方法仍被广泛使用和介绍。该方法也可用于胸腔积液、腹水的乳糜定性试验。

（3）甘油三酯酶法：此方法具有灵敏度高、特异性强、操作简便，同时适用于胸腔积液、腹水标本，可定量分析等优点，应该是尿乳糜定性和定量试验的良好方法。但试验步骤和所用器材略为复杂，成本略高。

2.干扰因素

（1）标本因素：乳糜尿的外观可初步判断尿中淋巴液含量的多少，从轻度乳白、乳白到乳糜脓样，甚至血性乳糜样。

乳糜尿中含有足够的淋巴液时可出现如下典型的特征：①排出体外的乳糜尿，易于凝集成白色透明胶状凝块，标本静置后有凝块浮于尿液表面。②静置时间较长后可分为3层，上层为脂肪层，可出现乳酪样薄层；中层为乳白色或色泽较清的液体，并可见小凝块漂浮其中；下层为少量红色沉淀物，可见到红细胞、白细胞或病原体（如微丝蚴）等。③与脂肪尿的区别。乳糜尿中的乳糜微粒如未发生球状结合，显微镜下不能见到，而脂肪尿中的脂肪小滴可见到，呈圆形并具有很强的折光性；在偏振光显微镜下中性脂肪小滴（如甘油三酯）不能引起光的偏振，但能被脂溶性染料着色，胆固醇酯能引起光的偏振，产生双折射，镜下可见到十字交叉（马耳他十字）的小球形体，但不被脂溶性染料着色。

（2）器材和试剂因素：必须使用玻璃试管，塑料试管有可能被乙醚试剂溶解。标本加乙醚澄清后，用玻璃吸管吸取两液交界处标本，不要再次将标本重新混合。

（三）质量控制

尿中出现大量非晶形磷酸盐或尿酸盐时，外观也可呈现乳白色，易被误认为乳糜尿。可通过加热或加醋酸的方法进行排除，如果结晶体被溶解，则混浊会消失。脓尿外观也与乳糜尿有相似的外观，通过显微镜检查可以鉴别。尽管加乙醚后标本已经澄清，但最好经苏丹Ⅲ染色后，在显微镜下来确认阳性结果。

（四）参考值

阴性。

（五）临床意义

（1）累及淋巴循环系统疾病辅助诊断：如先天性淋巴管畸形、腹腔结核、肿瘤压迫、阻塞腹腔淋巴管或胸导管，胸腹创伤或手术损伤腹腔淋巴管或胸导管。

（2）丝虫病诊断：丝虫在淋巴系统中引起炎症反复发作，大量纤维组织增生，使腹部淋巴管或胸导管广泛阻塞,致使较为脆弱的肾盂及输尿管处淋巴管破裂,出现乳糜尿。

（3）其他:过度疲劳、妊娠及分娩后、糖尿病脂血症、肾盂肾炎、棘球蚴病、疟疾等。

二、尿苯丙酮特殊试验

苯丙氨酸是人体必需的氨基酸之一,苯丙酮酸是苯丙氨酸的代谢产物。当肝脏中的苯丙氨酸羟化酶缺乏或不足,可使得代谢中苯丙氨酸不能氧化成酪氨酸,大量的苯丙氨酸在体内积聚,少部分由尿排出;而大部分苯丙氨酸可在转氨酶的作用下转变为苯丙酮酸后由尿排出。大量的苯丙酮酸在体内积聚,可损及神经系统和影响体内色素代谢。尿苯丙酮酸测定有助于新生儿苯丙酮酸尿症的筛查。

（一）检验方法学

（1）原理:尿中的苯丙酮酸在酸性条件下与三氯化铁作用,生成铁离子(Fe^{3+})与苯丙酮酸烯醇基的蓝绿色螯合物。该试验也称三氯化铁试验。

（2）器材和试剂:试管、离心机、滤纸。①三氯化铁溶液:三氯化铁($FeCl_3 \cdot 6H_2O$)10.0 g,加水至100 mL,充分溶解后备用。②磷酸盐沉淀剂:氯化镁($MgCl_2 \cdot 6H_2O$)2.20 g,氯化铵(NH_4Cl)1.40 g,浓氨液2.0 mL,加蒸馏水至1 000 mL,溶解后备用。③浓盐酸。

（3）操作:①取新鲜尿液4 mL于试管中,加磷酸盐沉淀剂1 mL,充分混匀。②静置离心,静置3分钟后如出现沉淀,可用滤纸过滤或经离心除去沉淀物。③滤液中加入浓盐酸2～3滴,再加三氯化铁溶液2～3滴。每加1滴三氯化铁液时均应立即观察溶液的颜色变化。④结果观察,1～90秒内如尿液显示灰绿色或蓝绿色并持续2～4分钟即为阳性,颜色的深浅与尿中苯丙酮酸含量成正比。超出观察时间后颜色会逐渐褪色。

（二）方法学评价

1.灵敏度和特异性

本试验为定性试验,对苯丙酮酸的敏感度为50 g/L。由于苯丙酮尿症患者白天排出的苯丙酮酸一般在100～300 g/L,因此对苯丙酮尿症患者比较敏感。某些药物或尿中的某些成分可对本试验产生影响,造成假阳性,如含有酚类药物（如水杨酸制剂）、氯丙嗪类物质,尿黑酸、乙酰乙酸、丙酮酸、氨基比林等可与三氯化铁发生呈色反应,因此在试验前应禁止用此类药物。

本试验方法是苯丙酮酸尿症的过筛试验,必要时应进行血清苯丙氨酸定量测定可确诊。

2.干扰因素

除上述的药物和尿中的某些物质可干扰试验外,尿中磷酸盐对本试验也有干扰,试验操作中的第1、2步骤其目的在于将无形的磷酸盐成分转变成有形的磷酸胺镁后,通过过滤或沉淀法除去。尿中胆红素增高可导致假阳性结果。在判读结果时,如绿色很快消失提示可能有尿黑酸存在,可报告苯丙酮酸定性试验阴性。

3.其他方法

国外有干化学试纸法,浸入尿液后,通过比色板判读结果。操作简单快速,携带方便,是一种较好的过筛方法。

(三)质量保证

(1)采用新鲜尿液标本:因苯丙酮酸在室温条件下不稳定,故留取标本后应立即测定。如不能及时检查应加少许硫酸防腐,并置于冰箱冷藏保存,试验前将标本恢复到室温后再行检验。

(2)滤液中加入浓盐酸可调整样本的 pH 值,本试验最佳 pH 值为 2~3。

(3)每次试验前,应取正常人尿液一份做阴性对照。

(4)新生儿出生后 30~60 天内进行苯丙酮酸检查比较适宜。

(四)参考值

阴性。

(五)临床意义

阳性结果见于苯丙酮尿症,常用于新生儿苯丙酮尿症的筛查,这种病可导致新生儿发生先天性痴呆。此外,还见于酪氨酸血症,苯丙氨酸代谢的其他缺陷如暂时性苯丙酮尿症、新生儿高苯丙氨酸血症等。此外,对评估母亲苯丙酮尿症或高苯丙氨酸血症的程度对胎儿所受影响,以及妊娠期治疗、控制、防止和预防对胎儿的损害有一定价值。

三、尿胱氨酸特殊试验

用于胱氨酸尿症的筛查试验。胱氨酸尿症又称亚硫酸盐氧化酶缺乏,为由于亚硫酸盐氧化酶缺乏,造成体内黄嘌呤代谢成尿酸、亚硫酸转变成硫酸盐以及其他的代谢过程受阻。尿中胱氨酸增加还可因肾小管的遗传性缺陷造成,由于肾小管重吸收胱氨酸能力减低,从而引起尿中胱氨酸浓度增加,胱氨酸于酸性尿中很少溶解,当它的浓度超过其溶解度时就发生沉淀,形成结晶或结石。

(一)检验方法学

(1)原理:尿中胱氨酸被碱性氰化物还原为半胱氨酸,半胱氨酸可与硝普钠作用生成一种紫红色的化合物,根据颜色变化,判断结果。

(2)器材和试剂:玻璃试管、吸管、滴管。试剂:①1.50 g/L 氰化钠水溶液;②2.50 g/L硝普钠水溶液。

(3)操作:①取新鲜尿液 5 mL 于玻璃试管中,加入浓度为 50 g/L 的氰化钠水溶液 2 mL,充分混匀后静置 10 分钟。②用滴管逐渐滴加浓度为 50 g/L 的亚硝基氰化钠水溶液 10~20 滴,边加边摇,并观察尿液颜色变化。③判断结果,尿液出红色改变为阳性结果。

(二)方法学评价

(1)灵敏度和特异性:本法对胱氨酸检查的灵敏度为>250 mg/L,而正常人尿液中胱氨酸含量为 40~80 mg/24 h,胱氨酸尿症患者尿胱氨酸含量为 700~1 500 mg/24 h。本试验是确认胱氨酸尿症的一种常规定性试验方法,简单易行,其尿液显色后颜色的深浅与尿中胱氨酸含量成正比。

(2)干扰因素:尿酮体对本试验有干扰。

(3)除本法外,尿胱氨酸定性检查方法还有乙酸铅法。定量方法有色谱分析法和磷钨酸还原反应法,定量法的敏感度和特异性强于定性法。

(三)质量保证

(1)应采用新鲜尿液标本。

(2)两试剂有剧毒,应采取必要的安全防护措施,并按照剧毒药品试剂管理办法安全保管、配制和应用试剂。操作过程中要注意个人安全,防止污染。

(四)参考值

阴性。

(五)临床意义

胱氨酸尿症、胱氨酸性肾结石可呈阳性反应。

四、尿本-周蛋白特殊试验

本-周蛋白(Bence-Jones protein,BJP)是游离免疫球蛋白轻链,能通过肾小球滤过膜,当浓度增高超过近曲小管重吸收的极限时,可从尿液中排出。BJP 在

pH 4.9 ± 0.1 条件下,加热至 $40 \sim 60$ ℃时可发生凝固,温度升至 $90 \sim 100$ ℃时可再溶解,而温度降低到 56 ℃左右,又可重新凝固,故又称为凝溶蛋白,此特点是 BJP 的重要特性之一。免疫球蛋白的轻链单体分子量为 2.3 万,二聚体分子量为 4.6 万,乙酸纤维素蛋白电泳时可在 α_2 至 γ 球蛋白区带间出现"M"带,大多位于 γ 区带及 β-γ 区带之间;SDS-PAGE 蛋白电泳可见到突出的低分子量蛋白区带。BJP 不能与抗重链或抗 Ig 的抗血清起反应,但能与抗 κ(Kappa)和抗 λ(Lambda)抗血清起反应,据此可将其进一步分型。BJP 主要通过两种机制损伤肾功能:肾小管对 BJP 具有重吸收及异化作用,当 BJP 通过肾脏排泄时可在肾小管内沉淀,进而引起肾小管阻塞,抑制肾小管对其他蛋白成分的重吸收,损害近曲、远曲小管,因而导致肾功能障碍及形成本-周蛋白尿;其次,κ 轻链分子量小,且具有肾毒性,可直接损害肾小管细胞。

(一)检验方法学

1.原理

该试验检验方法众多,原理各异,本小节对目前常用方法进行适当的介绍。

(1)热沉淀-溶解法:基于 BJP 在 56 ℃凝固,100 ℃溶解的特性。

(2)对-甲苯磺酸法对-甲苯磺酸法(p-toluene sulfonic acid,TSA):基于对-甲苯磺酸法能沉淀分子量较小的 BJP,而与分子量较大的清蛋白和球蛋白不起反应原理而测定。

(3)蛋白电泳法:基于蛋白电泳的基本检测原理。

(4)免疫电泳(immunoelectrophoresis,IEP):基于区带电泳原理和免疫学特异性抗原抗体反应的原理。首先将待检标本经琼脂或琼脂糖电泳,进行初步区带分离,然后在琼脂或琼脂糖板上沿电泳方向挖一个与之平行的小槽,加入与抗原相应的抗血清,作双向免疫扩散。已分离成区带的各抗原成分与抗体在琼脂板上相遇,在两者比例恰当的位置形成免疫结合沉淀弧。

(5)免疫固定电泳(immunofixation electrophoresis,IFE):基于区带电泳原理和特异性抗原抗体反应的原理。与免疫电泳不同之处是将抗血清直接加于电泳后蛋白质区带表面,或将浸有抗血清的滤纸贴于其上,抗原与对应抗体直接发生沉淀反应,形成的复合物嵌于固相支持物中。将未结合的游离抗原或抗体洗去,则出现被结合固定的某种蛋白。

(6)免疫速率散射浊度法(immune rate nephelometry,IRN):基于可溶性抗原-抗体反应,形成不溶性抗原-抗体复合物的免疫学原理。光沿着水平轴照射,遇到小颗粒的免疫复合物时将导致光散射,散射光的强度与复合物的含量成正比,即待测抗原越多,形成复合物越多,散射光强度越强。

2.器材和试剂

以对-甲苯磺酸测定法为例,介绍其试剂、测定方法和结果判断。①器材:13 mm×150 mm 玻璃试管、刻度吸管、离心机。②试剂:120 g/L 对-甲苯磺酸溶液(120 g 对甲-苯磺酸溶于 1 000 mL 蒸馏水中),冰醋酸。

3.操作(对-甲苯磺酸测定法)

操作步骤如下:①两支试管分别标记为测定管和对照管。在测定管和对照管内各加入离心后的澄清尿液 1 mL。②测定管内加入 120 g/L 对-甲苯磺酸溶液 0.5 mL,对照管内加入冰醋酸 0.5 mL。将两支试管混匀并静置 5 分钟。③结果观察。BJP 阳性:测定管混浊加重或出现沉淀,对照管清晰透明或轻度混浊;BJP 阴性:测定管清晰透明,或与对照管相似。

(二)方法学评价

目前检测尿 BJP 有很多方法可以使用,传统的测定方法当属热沉淀-凝固法(又称 Putnum 法),而电泳法或免疫固定电泳法被认为是最佳的 BJP 检测方法。下面是对不同检测方法的评价。

1.热沉淀-溶解法

热沉淀-溶解法灵敏度不高,一般尿中 BJP>0.3 g/L,有时甚至高达 2 g/L 方可检出,因此假阴性率高。此法检测需具备 3 个条件:①标本新鲜;②尿液混浊时需离心取上清液;③若为蛋白尿,须先用加热乙酸法沉淀普通蛋白质,然后趁热过滤,取上清液检查。本方法标本用量较大。

2.对甲苯磺酸法

对甲苯磺酸法操作简便、灵敏度高,BJP>3 mg/L 时即可检出,是较敏感的筛选试验方法,对多发性骨髓瘤诊断阳性率可达 100%。尿中存在清蛋白时不会产生沉淀反应,但若球蛋白>5 g/L,可出现假阳性,是 BJP 常用的筛检试验方法。

3.SDS-PAGE 和乙酸纤维膜电泳法

SDS-PAGE 和乙酸纤维膜电泳法对 BJP 的阳性检出率高达 90%。SDS-PAGE 电泳以分子量大小来区分蛋白质,因此可见到突出的低分子质量蛋白区带,经乙酸纤维膜电泳,BJP 可在 α_2 至 γ 球蛋白区带间出现"M"带,但如尿中 BJP 含量较低,需预先浓缩 10~50 倍。为便于分析,常需要做患者及正常人血清蛋白电泳及浓缩后的尿液电泳。肌红蛋白、溶菌酶、游离重链、转铁蛋白、脂蛋白或多量细菌沉淀物等也可出现类似于"M"的区带,因此当乙酸纤维素膜上出现波峰或怀疑有相关疾病时,应进行免疫电泳。

4.免疫电泳法

免疫电泳法是电泳技术与双向免疫扩散技术的组合,方法简单易行、样品用量少分辨率高、特异性强;但不同抗原物质在溶液中含量差异较大时,不能全部显现出来,需预测抗原与抗体的最适比;电泳条件可直接影响沉淀线的分辨率;结果判断需积累一定的经验。

5.免疫固定电泳法

采用特异抗体为鉴别同区带电泳分离出的蛋白,比区带电泳和免疫电泳更敏感。

6.免疫速率散射浊度法

在抗原-抗体反应的最高峰测定其复合物形成量,该方法具有测试速度快、灵敏度高、精确度高、稳定好的优点,是目前免疫学分析中比较先进的方法,能定量分析 κ 和 Λ 轻链的浓度,测定结果可靠。

(三)质量保证

充分了解各种不同检测方法的特异性和敏感性,根据情况选择试验方法和应用试验结果。

标本需要新鲜或低温保存,除去其他蛋白质的干扰。其他蛋白质分解变性可导致结果出现假阳性。尿中球蛋白>5.0 g/L 时,可出现假阳性,需要用确证试验鉴别,如免疫速率散射浊度法。

电泳法或免疫法测定时,如果尿中 BJP 含量低,需要预先进行浓缩标本。为便于分析常需要做患者和正常人血清蛋白电泳机浓缩尿电泳对比。

服用利福平类抗结核药的患者,可导致尿 BJP 出现假阳性,需要引起临床医师注意。

尿免疫电泳或免疫固定电泳可发现 $50\%\sim80\%$ 的患者尿 BJP 阳性,而用于化学试带法筛检蛋白尿时可漏检 BJP。

(四)参考值

阴性。

(五)临床意义

尿 BJP 检测主要用于多发性骨髓瘤、原发性淀粉样变性、巨球蛋白血症及其他恶性淋巴增殖性疾患的诊断和鉴别诊断。

1.多发性骨髓瘤

患者尿中可出现 BJP 单克隆轻链。κ/Λ 的比率为 $2:1$。99％的多发性骨髓瘤患者在诊断时有血清 M-蛋白或尿 M-蛋白。早期尿 BJP 可呈间歇性排出，50％病例每天排出量＞4 g,最多可达 90 g。

2.巨球蛋白血症

80％的患者尿中有单克隆轻链。

3.原发性淀粉样变性

70％以上的患者血和尿中发现单克隆蛋白,89％患者诊断时血或尿中有单克隆蛋白。

4.其他疾病

μ 重链病 2/3 病例会出现 BJP 尿。此外,恶性淋巴瘤、慢性淋巴细胞白血病、转移癌、慢性肾炎、肾盂肾炎、肾癌等患者尿中偶见 BJP。20％的"良性"单克隆免疫球蛋白血症病例可查出 BJP,但尿中含量低,多数＜60 mg/L;经长期观察即使是稳定数年的良性 BJP 患者,仍有发展为多发性骨髓瘤或淀粉样变性病的可能性。也有良性 BJP 尿个例。例如,一些患者有稳定的血清 M 蛋白和尿 BJP,长达 15 年也未发展为多发性骨髓瘤或有关疾患。

五、尿肌红蛋白特殊试验

肌红蛋白是横纹肌、心肌细胞内的一种含亚铁血红素单链的蛋白质,分子量为 1.6 万～1.8 万,其结构及特性与血红蛋白相似。当肌肉组织受损伤时,肌红蛋白可大量释放至细胞外进入血液循环,因其分子量较小,可迅速通过肾小球滤过而由肾脏排出。尿中肌红蛋白检查阳性,称肌红蛋白尿,其外观呈深红、不透明的酱油色、深褐色等,镜检无红细胞,但潜血试验阳性。

(一)检验方法学

饱和硫酸铵溶解试验如下。

1.原理

肌红蛋白在 80％饱和硫酸铵浓度作用下可被溶解,而血红蛋白和其他蛋白被沉淀。在尿液中加入 80％饱和硫酸铵试剂可分离出肌红蛋白再进行潜血试验,若呈阳性则为肌红蛋白尿。

2.器材和试剂

玻璃试管,离心机;硫酸铵,化学法所用隐血试剂。

3.操作

操作步骤如下:①取约 5 mL 新鲜尿液放于试管内,缓慢加入约 2.8 g 的硫酸铵,振摇后使其溶解,此时硫酸铵的浓度约为 80%,基本呈饱和状态。②静止5 分钟后离心沉淀,除掉血红蛋白和其他蛋白质成分。③用一次性吸管将上清液取出,用化学法(如氨基比林法、邻联甲苯胺法或愈创木树脂法)测定上清液的血红蛋白,出现阳性反应即为尿肌红蛋白阳性。

(二)方法学评价

1.灵敏度和特异性

硫酸铵肌红蛋白溶解试验,方法简单但操作较麻烦。可利用正铁血红蛋白与正铁肌红蛋白的氧化物在 $580\sim600$ nm 处吸收光谱完全不同的特点,对肌红蛋白与血红蛋白并存的尿液加以区别,但灵敏度较差。目前,多采用抗肌红蛋白的单克隆抗体进行酶联免疫吸附或放射免疫法测定,其灵敏度、特异性均较好。

2.干扰因素

标本因素:标本必须新鲜,以免氧合肌红蛋白被还原而被沉淀;防止肌红蛋白变性。若沉淀后的上清液和沉淀物同时出现阳性,表明该标本同时含有血红蛋白和肌红蛋白。

(三)质量保证

氧合肌红蛋白久置后可被还原,在应用硫酸铵肌红蛋白溶解试验时可被沉淀而引起假阴性,因此应使用新鲜尿标本。

认真询问病史、血清(浆)生化检查、尿液理学检查、尿液化学检查和尿沉渣检查等,有助于区别血尿、血红蛋白尿和肌红蛋白尿。国外学者曾经提出通过比较血液和血浆的颜色来进行区分,如果尿液和血浆同为红色,可能为血红蛋白尿;而尿液红色,血浆颜色正常则可疑为肌红蛋白尿。而通过血尿、血红蛋白尿和肌红蛋白尿的其他特点也可对其进行初步鉴别。

(四)参考值

阴性。

(五)临床意义

肌红蛋白尿检测主要用于鉴别机体是否发生肌肉损伤。常见于以下疾病。

(1)阵发性肌红蛋白尿:易见于剧烈运动后,如马拉松长跑、空手道等,典型者有肌肉疼痛或痉挛,1~2 天内排出棕红色尿,试带法血红蛋白测定即可呈阳性,并可出现尿蛋白、少量红细胞,血清清晰,但肌酸激酶增高。

(2)创伤:挤压综合征、子弹伤、烧伤、电击伤、手术创伤等。

(3)组织局部缺血:心肌梗死早期、动脉阻塞缺血。

（4）代谢性肌红蛋白尿：乙醇中毒、砷化氢、一氧化碳中毒、巴比妥中毒、肌糖原积累等。

（5）原发性（遗传性）肌肉疾病：皮肌炎、多发性肌炎、肌肉营养不良等。

六、尿酪氨酸特殊试验

酪氨酸代谢病是一种罕见的遗传性疾病。由于缺乏对羟基苯丙酮酸氧化酶和酪氨酸转氨酶，尿中对羟基苯丙酮酸和酪氨酸显著增加，临床表现为结节性肝硬化、腹部膨大、脾大、多发性肾小管功能障碍等。该试验是一种尿中酪氨酸定性检查的过筛性试验。

（一）检验方法学

1.原理

尿中酪氨酸与硝酸亚汞和硝酸汞反应，生成一种红色的沉淀物（millon 反应）。根据颜色变化判断结果。

2.器材和试剂

器材：乙醇灯、试管和试管夹。试剂：汞 1 mL，浓硝酸 9 mL，混合加热助溶后，再加入蒸馏水 10 mL，静置数小时，备用。

3.操作

操作步骤如下：①取尿液 2 mL 加入试管内，再加入等量的试剂，混合均匀。②在乙醇灯上加热煮沸，并观察颜色改变情况。③观察结果，出现红色沉淀物即为阳性结果。

（二）方法学评价

该方法为简单的定性试验，其应用价值有限。目前已经出现具有定量分析的尿酪氨酸检测方法，如分光光度法、化学发光法、荧光分析法、气相色谱法以及专用尿液酪氨酸检测试剂盒等，应该是此项检查最好的检查法。

（三）质量保证

（1）应采用新鲜尿液进行测定。

（2）尿蛋白增高可导致本试验出现假阳性结果，因此蛋白尿患者不适宜此项检查。

（3）巴比妥、水杨酸可导致黄色沉淀出现，对结果的判断产生干扰。

（四）参考值

阴性。

(五)临床意义

酪氨酸代谢病是一种罕见的遗传性疾病,由于缺乏酪氨酸转氨酶和对羟基苯丙酮酸氧化酶,使尿中酪氨酸和对羟基苯丙酮酸显著增加,出现酪氨酸尿症,本试验可呈阳性反应。当酪氨酸尿症合并肾功能不全时,尿中酪氨酸排泄发生障碍,可导致本试验出现阴性结果。

急性磷、氯仿或四氯化碳中毒,急性肝坏死或重症肝硬化、白血病、糖尿病性昏迷或伤寒等可出现阳性结果。

此外,尿酪氨酸检查有助于癌症的早期筛查和诊断。

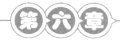

粪 便 检 验

第一节 粪便理学检验

粪便理学检查主要包括颜色、硬度和形状、黏液、不消化物质和气味等方面。这对消化系统疾病的诊断、病情观察和疗效判断有一定帮助。

一、颜色

胆汁使正常粪便呈棕色。当结合胆红素作为胆汁分泌入小肠后,水解为未结合胆红素。肠道厌氧菌将其分解为三种无色四吡咯,称为尿胆素原(包括粪胆素原、中胆色原和尿胆原)。尿胆原在肠道内自然氧化成尿胆素(呈橙棕色)或粪胆素和中胆色素,并使粪便着色。当胆汁分泌入小肠部分或全部受到抑制时,粪便颜色会发生改变。呈苍白或黏土样便,称为无胆色素粪便,是肝后梗阻的特征。但使用硫酸钡评价胃肠道功能时,也可使粪便呈上述相同的颜色(如钡剂灌肠)。某些消化产物、药物或血液也可使粪便呈不常见颜色。

二、硬度和形状

粪便硬度从稀薄、水样便(腹泻)到小的、硬块状(便秘)。正常粪便通常是成形块状,软便提示粪便中水分增加。软便可能是正常的,也可能与药物或胃肠道疾病有关。病史有助于决定患者粪便是否有显著变化。不消化食物或气体可导致粪便量大,粪便中也可有不消化食物,如果皮、蔬菜或肠道寄生虫。正常粪便呈成形圆柱状;细长、带状粪便提示肠道梗阻或肠腔狭窄。

三、黏液

正常粪便中没有半透明凝胶状黏液。当有黏液出现时,量可多可少,从少量到大量黏液(如绒毛状腺瘤)。黏液与肠蠕动或便秘时受压有关,也与结肠炎、肠结核、溃疡性憩室炎、痢疾、肿瘤和直肠炎等胃肠道疾病有关。

四、气味

正常粪便气味由肠道菌群代谢产物产生。如正常菌群遭破坏或食物进入菌群发生显著变化时,粪便气味也会发生明显变化,如脂肪泻因细菌分解未消化脂肪而导致独特臭味。

第二节 粪便化学与免疫检验

粪便化学与免疫学检查有助于消化道出血、炎症、肿瘤和遗传性疾病的诊断和鉴别诊断。

一、隐血

从口腔(牙龈出血)到肛门(痔疮出血),胃肠道任何部位的出血,粪便中均可检出血液。因粪便中血液是直肠癌常见和早期症状,美国癌症协会建议 50 岁以上人员每年进行筛查。所有胃肠道癌症中,50%以上是肠癌,早期检测和治疗直接与好的预后相关。除癌症、牙龈出血、食道静脉曲张、溃疡、痔疮、炎症、刺激肠道黏膜的各种药物(如阿司匹林、铁剂)可导致粪便中有血。当出血量大时,肉眼观察即可见血液。当下消化道出血时,粪便表面可有鲜血;当上消化道出血时,粪便常呈黑色或褐色。大量血液(50～100 mL/d)可致暗黑色粪便称为黑粪症。粪便黑色是由肠道和细菌酶对血红蛋白降解(血红素氧化)造成。

健康情况下,粪便中每天丢失的血液不超过 2.5 mL(约 2 mg/g)。粪便出血量的增加都有临床意义,需要进一步查明原因。

粪便中少量出血常常是看不见的,称为隐血。影响粪便隐血试验(FOBT)的因素如下:①胃肠道出血常是间歇性的;②患者不愿意采集粪便标本。因此,如出血不是发生在标本采集时,那无论采用哪种试验,也许结果都是阴性的。为了能很好地开展粪便隐血试验,样品应方便收集,便于患者配合,使用的隐血试验应既灵敏又特异。

粪便隐血试验也可于区分病毒性和细菌性胃肠炎。在 FOBT 对炎症性、细菌性胃肠炎效用的荟萃分析发现,受试者工作特征曲线(ROC)下面积在不发达国家为 0.63,在发达国家为 0.81。研究显示,FOBT 性能略低于粪便白细胞镜检,与粪便乳铁蛋白性能相似。因此,FOBT 不能可靠的用于诊断或排除感染性胃肠炎。

检测粪便隐血的两种主要方法是愈创木酯法和免疫法,可用于下消化道(如结肠)出血性肠癌的筛查。荧光法不常用,主要用于检测上消化道出血。

(一)愈创木酯法(gFOBT)

基于血红素的类过氧化物酶活性而设计。含类过氧化物酶和过氧化物酶有血红蛋白、肌红蛋白、细菌过氧化物酶、水果和蔬菜过氧化物酶。

因任何具有过氧化物酶或类过氧化物酶活性物质均可催化反应产生阳性结果,当使用低灵敏指示剂愈创木酯来检测时,应控制饮食,避免:①肉和鱼中肌红蛋白和血红蛋白的类过氧化物酶活性;②水果和蔬菜的天然过氧化物酶。虽这些试验灵敏度根据粪便血液浓度和肠道细菌过氧化物酶做过调整,但仍存在假阳性。

许多因素可干扰愈创木酯粪便隐血试验,如粪便标本太多、太少,水、经血或痔疮血污染。药物也可干扰,如阿司匹林、非甾体抗炎药、铁剂、华法林和抗血小板药可导致上消化道出血,导致假阳性结果。抗酸剂和抗坏血酸可干扰化学反应,导致假阴性结果,假阴性结果也可见于:①过氧化氢显色剂过期;②试纸缺陷(如过期);③检测前粪便标本或试纸储存超期(如>6天)。

当血红蛋白分解就失去类过氧化物酶活性,用 gFOBT 不能检出。血红蛋白分解可发生于:①肠道内;②粪便标本储存期间;③粪便加在愈创木酯试纸上。研究显示,如试纸上粪便标本在检测前被水合,会出现假阳性结果。因此,美国癌症协会建议,应在标本采集后 6 天内检测,检测前不能脱水。研究显示,饮食控制和采集多份粪便标本的患者遵医行为较差。

(二)免疫化学法(iFOBT)

使用直接抗人血红蛋白单抗。方法具有高特异性,且不受 gFOBT 的饮食和药物干扰。当血红蛋白通过消化道时,因消化和细菌酶分解血红蛋白,上消化道(食道、胃)出血用 iFOBT 通常测不出,免疫法对下消化道(如盲肠、结肠、直肠)出血更特异。

许多免疫法粪便隐血试验的采集容器随厂商而不同,样品采集容器加盖后送往临床实验室。检测可以是自动的,也可以是手工的。检测原理都是抗人血红蛋白抗体与样品中血红蛋白结合,但检测血红蛋白抗体复合物的方法各不相同。

该法优点是无须限制饮食和药物,缺点是费用较贵。因此,iFOBT 检测胃肠道出血特异性较好(低假阳性),但肠癌筛查方案中仍以 gFOBT 为主。

使用血红素定量试验也可完成粪便血液定量检测。该法基于亚铁血红素的化学转换成强烈荧光物质卟啉,该试验能检测和定量粪便中总血红蛋白量,包括完整血红蛋白存在部分,也包括肠道内转化为卟啉部分。上消化道出血或标本储存过久,粪便中血红蛋白可能由亚铁血红素转化为卟啉形式。因血红素定量检测仅检测亚铁血红素和转化卟啉,所以不受干扰。但红肉等非人源性血红蛋白可导致假阳性结果。血红素定量检测价格昂贵、费时费力。目前,该法主要由参考实验室完成,临床使用较少。

(三)转铁蛋白

血液糖蛋白与铁结合后成为转铁蛋白,通过与铁结合来控制体液中游离铁。人类转铁蛋白由 TF 基因编码。转铁蛋白的蛋白质与铁结合非常牢固,但可逆。铁与转铁蛋白结合不足体内总铁的 0.1%(4 mg),是铁池的重要组成,铁池的最高周转率为 25 mg/24 h。转铁蛋白分子量约 80 kDa,含两个特异的高度紧密的三价铁结合位点。转铁蛋白三价铁亲和力极高,随 pH 值下降,结合力逐渐下降。在没有与铁结合时,称为脱铁运铁蛋白。当转铁蛋白在细胞表面遇见转铁蛋白受体时,会与之结合,通过受体介导的胞饮作用运输到细胞内囊泡。囊泡 pH 通过氢离子泵降至 5.5 左右,导致转铁蛋白释放铁离子,受体在胞饮作用周期内被运回细胞表面,准备铁吸收下一个循环。每一个转铁蛋白分子可携带两个铁离子。编码转铁蛋白的基因位于染色体 3q21 上。在铁缺乏和铁超负荷疾病时可检查血清转铁蛋白。转铁蛋白主要存在于血浆中,在健康人粪便中几乎不存在,在消化道出血时粪便中大量存在。同时,转铁蛋白稳定性明显高于血红蛋白。针对上消化道出血,在检测 Hb 同时检测 Tf,能减少假阴性。用两种免疫学方法同时检测两种抗原,能起到互补作用。当血红蛋白被破坏时,转铁蛋白作为补充检测手段,是临床判断是否存在出血最有价值的方法。对鉴别消化道出血部位也有临床意义。

二、粪脂定量

粪脂定量检测是脂肪泻决定性试验。尽管该化学试验可确认饮食脂肪量的异常,但不能鉴别排泄增加的原因。标本收集前 3 天,包括标本收集期间,患者应控制每天脂肪摄入量在 100~150 g/d,并应停用泻药、合成脂肪替代品(如零卡油)、无脂肪营养品等。收集标本期间应避免矿物油、润滑剂或乳脂对标本的污染,这会导致假阳性结果。

收集标本期间,患者将2～3天所有粪便收集至一个大的预称重的容器中(如油漆罐)。在实验室内,全部粪便被称重和搅匀(如使用机械混匀器)。匀质化粪便标本采用称重法、滴定分析法或磁共振光谱法进行脂含量分析。称重法和滴定分析法使用溶剂萃取粪便标本中脂质。在滴定法中,中性脂肪和肥皂在萃取之前被转化成脂肪酸。脂肪酸合成解决方案是萃取和用氢氧化钠滴定。因为滴定法不能完全覆盖中链脂肪酸,测量约占总粪脂含量的80%。相反,称重法提取和定量所有的粪脂。在磁共振方法中,粪便标本首先用微波干燥,然后用氢核磁共振光谱法分析,该法快而准,与称重参考方法获得结果可比。

粪脂含量以每天排泄多少克脂肪报告,正常成人每天排泄2～7 g/d。如脂肪排泄量处于临界,或没有采用(如儿童)标准脂肪饮食(100～150 g/d),需得到一个系数或脂肪残留比例。为决定该参数,需仔细记录饮食摄入量,计算公式如下:脂肪残留比例=(饮食脂肪－粪脂)/饮食脂肪×100。正常情况下,3岁及以上儿童和成人至少吸收95%消化饮食脂肪,吸收率<95%提示有脂肪泻。

三、胎儿血红蛋白(HbF)检测

此试验即Apt试验。来自新生儿粪便、呕吐或者胃管的血液需要调查。这个血液可以来自婴儿消化道或者可能是分娩期间摄取的母体的血液。区别这两个来源是重要的。可以做一个基于抗碱胎儿血红蛋白的血源定性评估。

标本必须包含新鲜的红色血液,如新鲜带血的粪便或被污染的带血的尿布。不能接受黑色的柏油样粪便,因为血红蛋白已转化为血红素。使用Apt试验时,用水制作标本(如粪便、呕吐物、胃管液)的混悬液,离心去除带有微粒的粉红色上清液。将5 mL粉红色上清液转入两个试管中。第一管用作第二管或碱性管颜色变化的参考。往碱性管中加入1 mL氢氧化钠(0.25 mol/L),混匀试管,至少2分钟后观察液体颜色变化。如果2分钟内最初的粉红色变化为黄色或者棕色,则样品中的血红蛋白是成人血红蛋白。如果仍保持粉红色,则为HbF。注意每次检测样品必须同时检测质控品。阳性质控品可以用婴儿外周血或脐带血制备,阴性质控品可以用成人血液标本制备。

四、粪便碳水化合物

当小肠内双糖转化为单糖的酶(双糖酶)不足或缺乏时,双糖就被不吸收,从而进入大肠。因为这些没有水解的双糖是有渗透活性的,导致大量的水滞留在肠腔内,造成渗透性腹泻。

遗传性双糖酶缺乏不常见但必须在腹泻体重减轻的婴儿中被考虑和排除。由疾病(如乳糜泻,热带脂肪泻)或者药物(如口服新霉素,卡那霉素)引起的继发性的双糖酶缺乏是一种获得性的疾病,通常影响一个以上双糖,且只是临时的。成人乳糖不耐症是常见的,尤其在非洲和亚洲人群中。这些人在儿童期时可以充分消化乳糖,当他们成年时就渐渐丧失消化乳糖的能力。因此,这些患者乳糖的摄取导致胃肠胀气和爆炸性腹泻。肠腔内肠道细菌发酵乳糖导致这些双糖酶缺陷的临床表现。发酵的结果导致产生大量的肠道气体和特征性 pH 值下降的(5.0~6.0)腹泻性粪便。正常情况下,由于胰腺和其他肠道分泌物的原因,粪便是碱性的。用 pH 试纸检测腹泻粪便的上浮物可以快速获得定性的粪便 pH 值。使用尿糖检测试纸也可筛选腹泻粪便中碳水化合物的存在(或糖的减少)。尽管制造商不主张尿糖检测试纸用于粪便检测,但是它在粪便还原物质检测的用途是广泛的且有文献记载。为了实施粪便中糖类的试纸检测,需要将腹泻粪便的上浮液 1:3 稀释。粪便还原物质的排出超过250 mg/dL被认为是异常的。糖试纸检测阳性提示有还原物质存在但不确定这个物质有分泌。注意这个方法不能检测蔗糖,因为蔗糖不是还原性的糖。要定量或特异性的确认粪便中的糖,必须使用色谱分析或者特殊的化学方法。

决定一种肠道酶缺乏(如乳糖酶缺乏)最多的诊断试验包括肠上皮特异性的组织化学检查。一种较方便的方法是使用特殊的糖(如乳糖、蔗糖)做一个口服耐量试验。这种口服耐量试验包含由患者摄入一种特殊双糖(如乳糖、蔗糖)的测量计量。如果患者有足量的适当的肠道双糖酶(如乳糖酶),双糖(如乳糖)就会水解成相应的单糖(如葡萄糖和半乳糖),而这些单糖被吸收入患者的血流。血糖增加超过患者固定血糖水平 30 mg/dL 提示酶活性(如乳糖酶)充足;血糖增加低于患者固定血糖水平 20 mg/dL 提示酶活性缺乏。

当肠道吸收不充分时粪便中也可以有糖出现。要区分糖吸收不良和糖消化不良,需做木糖吸收试验。木糖是一种不依赖于肝脏或胰腺作用来消化且易在小肠被吸收的戊糖。正常情况,血液中戊糖不以显著性水平存在,且机体不代谢它。另外,木糖容易通过肾小球过滤屏障而随尿排出。木糖吸收试验包含患者摄入一定剂量的木糖,随后收集一个 2 小时血液标本和一个 5 小时尿液标本。测量血液和尿液中木糖浓度。依据最初口服剂量的大小,成人正常分泌量至少占木糖消化剂量的 16%~24%。

五、粪便乳铁蛋白

乳铁蛋白是在中性粒细胞颗粒中的一种铁结合糖蛋白,存在于各种分泌液中包括母乳。它的名字来源于它存在于母乳中,它的结构又同源于转铁蛋白。乳铁蛋白在先天性的免疫防御中起着广泛的作用。以中性粒细胞积聚为特征的肠道炎症导致粪乳铁蛋白水平升高。相反,单核细胞和淋巴细胞浸润不会导致粪乳铁蛋白水平升高,因为这些细胞类型不表达乳铁蛋白。

相对于肠道炎症的其他粪便生物标志物,包括粪白细胞,髓过氧化物酶和白细胞酯酶,乳铁蛋白的主要优点在于它的升高是稳定的。乳铁蛋白相对抵抗冻融循环和蛋白水解,体外 4 ℃保存可稳定 2 周,尽管在急性胃肠感染诊断方面这个性能的好处尚不清楚。

可以买到一些商品化的乳铁蛋白试剂盒,包括雅培的一种叫作白细胞 EZ Vue的定性免疫色谱侧流分析和定量的 ELISA 法试剂盒 IBD-SCAN。在来自瑞士的区分 IBD 和 IBS 的一项简单的研究中,IBD-SCAN ROC 曲线下面积为 0.84。非炎症性原因的荟萃分析中,乳铁蛋白在 1∶50 稀释 1^+ 的情况下,ROC 曲线下面积为 0.79,灵敏度为 95%,特异性为 29%。

六、系统性炎症标志物

C 反应蛋白(CRP)和红细胞沉降率(ESR)是两个描述为系统性炎症的首选标志物。虽然这两个炎症标志物已被广泛普及,且容易操作,但是它们缺乏特异性,限制了他们作为感染性胃肠炎标志物的使用。

CRP 是由肝脏相应代表宿主部分炎症反应的白介素-6 而合成。它是一种急性时相反应物,它的部分功能通过激活补体途径体现。20 世纪 30 年代人们首次在急性感染不同具有肺炎双球菌 C 多聚糖病原的人类血清中检测到。CRP 可用几种免疫方法检测。根据 2014 年 CAP 心脏危险能力验证调查结果,免疫比浊法是如今最普遍使用的方法。近来高敏 CRP 试剂盒已被独立研发出来;通过混合患者血清与包被 CRP 抗体的乳胶颗粒来检测。血清中 CRP 引起乳胶颗粒凝集,导致可通过浊度测定的浑浊,且与 CRP 浓度成比例。CRP 检测既准确又便宜且可在 1 小时内完成。CRP 作为胃肠道炎症标志物的应用主要在儿科进行研究。有关儿童的很多研究评价了血清 CRP 在区别细菌性和病毒性尤其是轮状病毒引起的胃肠炎中的作用。在这些研究中,CRP ROC 曲线下的面积在 0.75~0.91,敏感度 54%~92%,特异性 52%~89%。

相比之下,3 项成人肠胃炎的研究表明,CRP ROC 曲线下面积在 0.75~

0.91,诊断细菌性肠胃炎的敏感性为 82%～85%,特异性 55%～85%。因此,成人和儿童的 CRP 数据相似,且 CRP 在区别细菌性和病毒性胃肠炎的特定临床处理中可能有适度的效用。尽管 CRP 是一个相对敏感的炎症标志物,但是它缺乏特异性,因为它不能区分组织源性的炎症,也不能明确炎症激发因素是自身免疫因素还是感染因素,更不能区分感染病原是细菌病毒。

像 CRP 一样,ESR 由 Edmund Biernacki 于 1897 年首先描述,是一个非特异性的炎症标志物。ESR 是 1 小时内红细胞在玻璃圆柱体内的下降率;然而,最近使用离心的方法在 5 分钟内产生类似的结果。促使沉降的主要血浆因素是纤维蛋白原,一种急性时相反应物,而红细胞的静电电荷或 Z 电位是主要抗沉降的力量。ESR 可在各种促炎条件下延长,包括自身免疫性疾病和感染,而 ESR 减少可能见于某些遗传性红细胞缺陷和充血性心力衰竭。因为使用方便,周转时间快以及与系统性炎症相关,ESR 已被评价为胃肠炎的一种标志物。

至少 4 项研究中 3 个有关儿童的研究已比较了 ESR 在区别细菌和病毒性胃肠炎中的诊断价值。在这些研究中,假如细菌感染 ESR 往往更高,ROC 曲线下面积在 0.57～0.84。而在所有 4 项研究中,CRP 在 ROC 曲线下面积更大,提示 ESR 在区别细菌性和病毒性胃肠炎方面更逊色些。

尽管 ESR 使用历史悠久,但其意义非常有限。首先 ESR 可能因性别、年龄、怀孕、血清免疫球蛋白浓度、红细胞形状与浓度,以及干扰物质如药物而不同。其次,炎症反应的变化与 ESR 的变化不同步,ESR 改变明显滞后,不如 CRP。这些因素限制了 ESR 的再现性和预测值,使得它在大多数处理中不如 CRP 有用。

七、血清因子

细胞因子的检测被公认为是提示胃肠炎的病原体是细菌还是病毒的有用的生物标志物。另外建议细胞因子浓度可以作为鉴别患者感染胃肠道病原体的广泛的标志物。已经评估了几个血清标本中的细胞因子,包括白介素-6(IL-6)、白介素-8(IL-8)、α 干扰素(IFN-α),γ 干扰素(IFN-γ),和肿瘤坏死因子-α(TNF-α)。这些细胞因子在介导和调节细菌和病毒感染的免疫系统应答中起各种重要作用。商品化试剂可用于血清标本细胞因子的检测。

几项研究聚焦于应用细胞因子诊断儿童胃肠道感染细菌和病毒的诊断。Yeung 和他的同事评估了 115 位患者(包括 75 位细菌感染和 43 位病毒感染者)标本检测了 IL-6、IL-8、INF-a 和 TNF-a 的浓度。与病毒感染者相比细菌感染者血清中的 IL-6 和 IL-8 浓度显著升高。IL-6 灵敏度和特异性为 75％ 和 91％,而 IL-8 的值较低,分别为 46％ 和 71％。然而,血清中 INF-a 和 TNF-a 在区别细菌和病毒胃肠道感染的评估灵敏度和特异性更低。有关 IL-6 的这些发现与较小样本人群的其他研究报告相似,敏感度 79％ 和特异性 86％。血清 IL-8 在区分病原体类型方面的应用同样发现其具有较低的敏感度(50％)和特异性(67％)。2 项独立研究中血清 IL-10 浓度的分析提示,与健康对照相比,无论是细菌还是病毒感染患者 IL-10 均显著升高,但是不能可靠的区分病毒和细菌感染。与 Yeung 和他同事的大样本研究相反,另一项研究(分析 17 例患者病毒性胃肠炎阳性和 14 例患者细菌性胃肠炎阳性)说明血清 TNF-a 浓度在区分病原体中的敏感度为 78％,特异性为 88％。

用于病原体区分的血清细胞因子评价的研究没有概括证明成人血清 IL-6 效用的数据。然而,Weh 和他的同事发现与细菌感染相比,病毒感染时成人血清 IFN-γ 显著升高,但是敏感度为 67％,特异性为 63％,使用 IFN-γ 作为病原体区别的方法在常规临床使用中是次优的。

区别细菌和病毒胃肠道感染的细胞因子水平的定量分析,还得通过研究获得相同结果予以确认。在某种程度上,许多研究动力不足,这是复杂的事实,血清细胞因子在系统性感染或炎症条件下升高,而在胃肠道感染诊断的情况下可能会特异性的下降。

八、粪便钙网蛋白

钙网蛋白是由 S100A8 和 S100A9 组成的异二聚体蛋白复合物,存在于中性粒细胞、单核细胞和巨噬细胞内,通过胃肠道细菌并与钙和锌结合。钙网蛋白约占中性粒细胞胞质蛋白的 60％,在中性粒细胞激活部位大量流入。粪便钙网蛋白水平与 IBD 患者粪便中铟标记的中性粒细胞浸润相关性较好。粪便钙网蛋白在室温可稳定 7 天,且不被细菌降解。因此,无须特殊标本运送和防腐。

健康人钙网蛋白水平与年龄成反比,年轻人、健康婴儿水平较高。粪便钙网蛋白在 IBD 患者显著升高,且能用于 IBD 疗效监测。粪便钙网蛋白水平检测还能用于区分 IBD 和 IBS。其他疾病也会导致粪便钙网蛋白水平升高,如囊性纤维症、克罗恩病、溃疡性结肠炎、胃肠道恶性肿瘤和风湿性关节炎。

细菌性胃肠炎患者粪便钙网蛋白水平也并不总是升高。丹麦的一项研究发现,粪便钙网蛋白水平升高的感染性胃肠炎患者,99 名结肠弯曲菌培养阳性,140 名空肠弯曲菌培养阳性。其中,感染结肠弯曲菌患者相对感染空肠弯曲菌患者来说,症状更轻,粪便钙网蛋白平均浓度也更低,其中 41 名患者的钙网蛋白水平正常(<50 mg/kg)。

在对儿童病毒性和细菌性胃肠道感染粪便钙网蛋白水平研究中,有学者发现 153 名阳性患儿,其中 91 例为病毒性,62 例为细菌性;病毒感染者钙网蛋白(中位数为 89 μg/g)明显低于细菌感染者(中位数为 754 μg/g)。部分学者对感染患儿的研究也得出了类似结论,细菌感染者粪便钙网蛋白 ROC 曲线下面积为 0.95,诊断灵敏度为 93%,诊断特异性为 88%。还有学者发现成人细菌性胃肠道感染患者比病毒感染者粪便钙网蛋白水平显著升高,ROC 曲线下面积为 0.746,诊断灵敏度和特异性分别为 87% 和 65%。

综上所述,粪便钙网蛋白可能是一个除简明弯曲菌外的细菌性胃肠道感染的恰当标志物。粪便钙网蛋白对病毒感染患者和已知能导致钙网蛋白潜在增高的胃肠道疾病来说不是一个好的标志物。

第三节　粪便有形成分检验

一、直接涂片镜检

(一)操作

(1)洁净玻片上加等渗盐水 1~2 滴,选择粪便的不正常部分,或挑取不同部位的粪便做直接涂片检查。

(2)制成涂片后,应覆以盖玻片。涂片的厚度以能透过印刷物字迹为度。

(3)在涂片中如发现疑似包囊,则在该涂片上于盖玻片边缘近处加 1 滴碘液或其他染色液,在高倍镜下仔细鉴别,如仍不能确定时,可另取粪便做寄生虫检查。

(4)粪便脂肪由结合脂肪酸、游离脂肪酸和中性脂肪组成,经苏丹Ⅲ染液(将 1~2 g 苏丹Ⅲ溶于 100 mL 70%乙醇溶液)直接染色后镜检,脂肪呈较大的橘红色或红色球状颗粒,或呈小的橘红色颗粒。若显微镜下脂肪滴>60 个/高倍镜视野表明为脂肪泻。

(二)注意事项

(1)应注意将植物纤维及其细胞与寄生虫、人体细胞相鉴别,并应注意有无肌纤维、结缔组织、弹力纤维、淀粉颗粒、脂肪小滴等。若大量出现,则提示消化不良或胰腺外分泌功能不全。

(2)细胞中应该注意红细胞、白细胞、嗜酸性粒细胞(直接涂片干后用瑞氏染色)、上皮细胞和巨噬细胞等。

(三)临床意义

1.白细胞

正常粪便中不见或偶见。小肠炎症时,白细胞数量不多(<15 个/高倍镜视野),均匀混合于粪便中,且细胞已被部分消化难以辨认。结肠炎症如细菌性痢疾时,白细胞大量出现,可见白细胞呈灰白色,胞质中充满细小颗粒,核不清楚,呈分叶状,胞体肿大,边缘已不完整或已破碎,可见成堆出现的脓细胞。若滴加冰醋酸,胞质和核清晰可见。变应性肠炎、肠道寄生虫病(阿米巴痢疾或钩虫病)时还可见较多的嗜酸性粒细胞,同时常伴有夏科-雷登结晶。

2.红细胞

正常粪便中无红细胞。上消化道出血时,红细胞多因胃液及肠液而破坏,可通过隐血试验予以证实。下消化道炎症(如细菌性痢疾、阿米巴痢疾、溃疡性结肠炎)、外伤、肿瘤及其他出血性疾病时可见到多少不等的红细胞。在阿米巴痢疾的粪便中以红细胞为主,成堆存在,并有破碎现象。在细菌性痢疾时红细胞少于白细胞,常分散存在,形态多正常。

3.巨噬细胞

正常粪便中无巨噬细胞。胞体较中性粒细胞大,核形态多不规则,胞质常有伪足状突起,内常吞噬有颗粒或细胞碎屑等异物。粪便中出现提示为急性细菌性痢疾,也可见于急性出血性肠炎或偶见于溃疡性结肠炎。

4.肠黏膜上皮细胞

整个小肠和大肠黏膜的上皮细胞均为柱状上皮细胞。在生理情况下,少量脱落的上皮细胞大多被破坏,故正常粪便中不易发现。当肠道发生炎症,如霍乱、副霍乱、坏死性肠炎等时,上皮细胞增多。假膜性肠炎时,粪便的黏膜块中可见到数量较多的肠黏膜柱状上皮细胞,多与白细胞共同存在。

5.肿瘤细胞

乙状结肠癌、直肠癌患者的血性粪便中涂片染色,可见到成堆的癌细胞,但形态多不太典型,判断较难。

6.夏科-雷登结晶

夏科-雷登结晶为无色或浅黄色两端尖而透明具有折光性的菱形结晶,大小不一。常见于肠道溃疡，尤以阿米巴感染粪便中最易检出。变应性腹泻及钩虫病患者粪便亦常可见到。

7.细菌

细菌占粪便净重的1/3，小肠正常菌群以乳酸杆菌、肠球菌和类白喉杆菌等为主，大肠正常菌群以厌氧菌为主，包括拟杆菌属、双歧杆菌、梭状芽孢杆菌、乳酸杆菌、厌氧链球菌等。正常菌群消失或比例失调可因大量应用抗生素所致，除涂片染色找细菌外，应采用不同培养基培养鉴定。

二、寄生虫检查

(一)常见寄生虫

消化道寄生虫的某些发育阶段可随粪便排出体外，如原虫滋养体、包囊、卵囊或孢子囊，蠕虫卵、幼虫、成虫或节片。常见的有以下几种。

1.原虫

溶组织内阿米巴、迪斯帕内阿米巴、结肠内阿米巴、哈门氏内阿米巴、微小内蜒阿米巴、布氏嗜碘阿米巴、人芽囊原虫、兰氏贾第鞭毛虫、梅氏唇鞭毛虫、脆弱双核阿米巴、人毛滴虫、结肠小袋纤毛虫、隐孢子虫、圆孢子球虫、贝氏等孢球虫、毕氏肠微孢子虫、脑炎微孢子虫。

2.吸虫

华支睾吸虫卵、布氏姜片虫卵、肝片形吸虫、横川后殖吸虫卵、异形吸虫卵。

3.绦虫

带绦虫卵、微小膜壳绦虫卵、缩小膜壳绦虫卵、阔节裂头绦虫卵。

4.线虫

蛔虫卵、蛲虫卵、钩虫卵、鞭虫卵、粪类圆线虫幼虫。

某些非肠道寄生虫的某一发育阶段可通过一定的途径进入肠道，随粪便排出，常见的有并殖吸虫卵和裂体吸虫卵。

某些节肢动物的成虫或幼虫如蝇蛆也可见于粪便标本。

(二)标本的采集、运送和保存

1.标本的采集

某些物质和药物会影响肠道原虫的检测，包括钡餐、矿物油、铋、抗菌药物（甲硝唑、四环素）、抗疟药物及无法吸收的抗腹泻制剂。当服用了以上药物或制剂后，可能在一周或数周内无法检获寄生虫。因此，粪便样本应在使用钡餐前采集，若已服用钡餐，采样时间需推迟5~10天；服用抗菌药物则至少停药2周后采集样本。为提高阳性检出率,推荐在治疗前送三份样本进行常规粪便寄生虫检查,三份样本应尽可能间隔一天送一份,或在 10 天内送检,并在运送途中注意保温。当粪便排出体外后,如不立即检查,滋养体推荐同一天或连续三天送检。严重水样腹泻的患者,因病原体可能因粪便被大量稀释而漏检,故在咨询医师后可增加一天内的送检样本数。

2.标本的运送

新鲜粪便样本应置于清洁、干燥的广口容器内,容器不能被水、尿液、粉尘污染。可疑诊断及相关的旅行史有助于实验室诊断,应尽量记录在申请单上。对于动力阳性的滋养体(阿米巴、鞭毛虫或纤毛虫)必须采用新鲜的样本,并在运送途中注意保温。当粪便排出体外后,滋养体不会再形成包囊,如不立即检查,滋养体可能会破裂;液体样本应在排出后 30 分钟内检查,软(半成形)样本可能同时含有原虫的滋养体和包囊,应在排出后 1 小时内检查;成形粪便样本只要在排出后的 24 小时内检查,原虫的包囊不会发生改变。大多数的蠕虫虫卵和幼虫、球虫卵囊和微孢子虫的孢子能存活较长时间。

3.标本的保存

如果粪便样本排出后不能及时检查,则要考虑使用保存剂。为了保持原虫的形态及阻止蠕虫虫卵和幼虫的继续发育,粪便样本可在排出后立刻放入保存剂,充分混匀后放置于室温。可供选择的保存剂有甲醛溶液、醋酸钠-醋酸-甲醛(sodium acetate-acetic acid-formalin,SAF)、肖氏液和聚乙烯醇(polyvinyl alcohol,PVA)等。

(1)甲醛溶液:甲醛溶液是一种通用保存剂,适用于蠕虫虫卵和幼虫以及原虫的包囊,易制备、保存期长。建议用 5% 浓度保存原虫包囊,10% 浓度用于蠕虫虫卵和幼虫的保存。样本与甲醛溶液的比例为 1∶10。甲醛溶液水溶液只可用于样本湿片的检查,但对于肠道原虫的鉴定,湿片检查的准确性远低于染色涂片。甲醛溶液保存的样本不适用于某些免疫分析,不适用于分子诊断(PCR)。

(2)醋酸钠-醋酸-甲醛:SAF 保存的样本可用于浓集法和永久染色涂片,但虫体形态不如用含氯化汞固定剂的清楚。SAF 保存期长,制备简单,但黏附性差,建议将标本涂于清蛋白包被的玻片上。可用于蠕虫虫卵和幼虫、原虫滋养体和包囊、球虫卵囊和微孢子虫孢子的保存。

SAF 配方:醋酸钠 1.5 g,冰醋酸 2.0 mL,甲醛(37%～40%)4.0 mL,蒸馏水 92.0 mL。

(3)肖氏液:肖氏液用于保存新鲜粪便样本或者是来自于肠道黏膜表面的样

本,能很好地保持原虫滋养体和包囊的形态。永久染色涂片可用固定后的样本制备,不推荐用于浓集法。液体或黏液样本的黏附性差。该液含氯化汞,丢弃废物注意避免环境污染。

肖氏液的配制:氯化汞 110 g,蒸馏水 1 000 mL 置于烧杯中煮沸至氯化汞溶解(最好在通风橱中进行),静置数小时至结晶形成,为饱和氯化汞水溶液。饱和氯化汞水溶液 600 mL 和 95％乙醇 300 mL 混合为肖氏液的储存液,临用前每 100 mL 储存液中加入 5 mL 冰醋酸。

(4)聚乙烯醇:PVA 是一种合成树脂,通常将其加入肖氏液使用。当粪便-PVA混合物涂于玻片时,由于 PVA 的存在,混合物可以很好地黏附在玻片上,固定作用由肖氏液完成。PVA 的最大优点在于可制备永久染色涂片。PVA 固定液也是保存包囊和滋养体的推荐方法,并且可将样本以普通邮件的方式从世界的任何地方邮寄到实验室进行检查。PVA 对于水样便尤其适用,使用时 PVA 和样本的比例是 3∶1。含 PVA 的样本不能用于免疫分析,但适用于 DNA-PCR 分析。

PVA 固定液:PVA 10.0 g,95％乙醇 62.5 mL,饱和氯化汞水溶液125.0 mL,冰醋酸 10.0 mL,甘油 3.0 mL。将各液体成分置烧杯中混匀,加入 PVA 粉末(不要搅拌),用大培养皿或锡箔盖住烧杯放置过夜,待 PVA 吸收水分。将溶液缓慢加热至 75 ℃,移开烧杯,摇动混合 30 秒至获得均一、略带乳白色溶液。

(三)常用检验方法

粪便样本是实验室诊断寄生虫感染的最常见样本,可以通过直接涂片法、浓集法及永久染色涂片三个独立的步骤对每个样本进行检查。直接涂片法要求新鲜粪便,可以检获活动的原虫滋养体、原虫包囊、蠕虫虫卵和幼虫;浓集法可提高原虫包囊、球虫卵囊、微孢子虫孢子及蠕虫虫卵和幼虫的检出率,有沉淀法和浮聚法;永久染色涂片更易于进行肠道原虫的鉴定。

1.直接涂片法

常用方法有生理盐水涂片法和碘液染色涂片法,前者适用于蠕虫卵和原虫滋养体的检查,后者适用于原虫包囊的检查。

(1)操作:在洁净的载玻片中央加一滴生理盐水,用竹签挑取绿豆大小的粪便,在生理盐水中调匀涂开,涂片厚度以透过玻片可隐约辨认书上字迹为宜,盖上盖玻片镜检。先在低倍镜下按顺序查找,再换用高倍镜观察细微结构。检查原虫包囊时,以碘液代替生理盐水,或在生理盐水涂片上加盖玻片,然后从盖玻片一侧滴碘液一滴,待其渗入后观察。

(2)注意事项:①直接涂片法操作简便,但易漏诊,每份标本应做 3 张涂片以提高检出率;②虫卵鉴定的依据包括形状、大小、颜色、卵壳、内含物及有无卵肩、小钩、小棘等特殊结构,要与粪便残渣、食入的酵母菌、花粉、植物纤维等区别;③检查滋养体时涂片方法同上,涂片宜薄;粪便应在排出后立即送检,注意保温;黏液血便中虫体较多,可观察滋养体伪足或鞭毛的活动;④碘液配制,碘化钾 4 g 溶于 100 mL 蒸馏水中,加入碘 2 g 溶解后贮于棕色瓶中备用。

2.定量透明法(Kato-Katz 虫卵计数法)

(1)操作:用于多种蠕虫卵的定量检查。应用改良聚苯乙烯作定量板,大小为 40 mm×30 mm×1.37 mm,模孔为一长圆孔,孔径为 8 mm×4 mm,两端呈半圆形,孔内平均可容纳粪样 41.7 mg。操作时将 100 目/寸的尼龙网或金属筛网覆盖在粪便标本上,自筛网上用刮片刮取粪便。将定量板置于载玻片上,用手指压住定量板的两端,将自筛网上刮取的粪便填满模孔,刮去多余的粪便。掀起定量板,载玻片上留下一长条形的粪样。将浸透甘油-孔雀绿溶液的玻璃纸(5 cm×2.5 cm)覆盖在粪样上,用胶塞轻轻加压,使粪样展平铺成一长椭圆形,25 ℃经 1~2 小时粪便透明后即可镜检,观察并记录粪样中的全部虫卵数。将虫卵数乘以 24,再乘以粪便性状系数(成形便 1、半成形便 1.5、软湿便 2、粥样便 3、水泻便 4),即为每克粪便虫卵数(eggs per gram,EPG)。

(2)注意事项:①保证粪样新鲜、足量;②掌握粪膜的厚度和透明的时间,其对虫卵的辨认非常重要,钩虫卵不宜透明过久;③玻璃纸的准备,将亲水性玻璃纸剪成 30 mm×22 mm 的小片,浸于甘油-孔雀绿溶液(甘油 100 mL,3%孔雀绿水溶液 1 mL,水 100 mL)中至少 24 小时直至玻璃纸呈绿色。

3.沉淀法

(1)操作:具体如下。①自然沉淀法:利用比重较水大的蠕虫卵和原虫包囊可沉积于水底的原理,以提高检出率。取粪便 20~30 g,加水制成悬液,经 40~60 目金属筛过滤至 500 mL 锥形量杯中,用水清洗筛上残渣,量杯中加水接近杯口,静置 25~30 分钟。倾去上层液体,再加水。每隔 15~20 分钟换水 1 次,重复操作 3~4 次,直至上层液澄清为止。倾去上清液,取沉渣涂片镜检。若检查原虫包囊,换水间隔时间宜延长至 6~8 小时。②离心沉淀法:取粪便约 5 g,加水 10 mL 调匀,双层纱布过滤后转入离心管中,1 500~2 000 rpm 离心 1~2 分钟。倾去上液,加入清水,再离心沉淀。重复 3~4 次,直至上液澄清为止。最后倾去上液,取沉渣镜检。此法可查蠕虫卵和原虫包囊。③醛醚沉淀法:取粪便 1~2 g,加水 10~20 mL 调匀,将粪便混悬液经双层纱布过滤于离心管中,1 500~

2 000 rpm离心2分钟;倒去上层粪液,保留沉渣,加水混匀,离心;倒去上液,加10%甲醛7 mL。5分钟后加乙醚3 mL,充分摇匀后离心,可见管内自上而下分为四层,即:乙醚层、粪便层、甲醛层、微细粪渣层。取底部粪渣镜检。

(2)注意事项:①对比重较轻的虫卵如钩虫卵用自然沉淀法效果不佳;②醛醚沉淀法浓集效果好,不损伤包囊和虫卵,易于观察和鉴定,但对布氏嗜碘阿米巴包囊、贾第鞭毛虫包囊及微小膜壳绦虫卵等的效果较差。

4.浮聚法

(1)操作:具体如下。①饱和盐水浮聚法:利用某些蠕虫卵的比重小于饱和盐水(比重1.180～1.200),虫卵可浮于水面的原理。取粪便约1 g置浮聚瓶(高35 mm,内径20 mm)中,加入少量饱和盐水,充分搅匀后加入饱和盐水至液面稍凸出于瓶口而不溢出。在瓶口覆盖一洁净载玻片,静置15～20分钟,将载玻片垂直提起并迅速翻转向上、镜检。适用于检查线虫卵、带绦虫卵及微小膜壳绦虫卵,以检查钩虫卵效果最好,不适用于检查吸虫卵和原虫包囊。②硫酸锌浮聚法:取粪便约1 g,加清水约10 mL,充分搅匀,用2～3层纱布过滤,置离心管,2 500 rpm离心1分钟,弃上清,加入清水混匀离心,反复洗涤3～4次至水清,最后一次弃上清液后,在沉渣中加入33%的硫酸锌液(比重1.18)至距管口约1 cm处,离心1分钟。用金属环取表面的粪液于载玻片上,加碘液一滴,镜检。主要用于检查原虫包囊、球虫卵囊、线虫卵和微小膜壳绦虫卵。

(2)注意事项:①使用饱和盐水浮聚法时,大而重的蠕虫卵(如未受精蛔虫卵)或有卵盖的虫卵(吸虫卵和某些绦虫卵)在比重小于1.35的漂浮液中不能达到最佳的漂浮效果,在这种情况下,表面层和沉淀均应进行检查;②硫酸锌浮聚法在操作完成后应立即取样镜检,如放置时间超过1小时可能发生病原体形态改变而影响观察。取标本时用金属环轻触液面即可,切勿搅动。

5.永久染色法

永久染色法可对湿片中发现的可疑物进行确认,以及鉴定在湿片中未发现的原虫。其他的来自肠道的样本如十二指肠吸取物或引流液,肠检胶囊法获得的黏液,乙状结肠镜获得的样本也可用永久染色法检查原虫。多种染色方法可用,最常用的是铁-苏木素染色法和三色染色法。

(1)操作:具体如下。①铁-苏木素染色法:用于除球虫和微孢子虫以外的其他常见肠道原虫滋养体和包囊的鉴定。新鲜粪便标本、含PVA的固定标本、保存在肖氏液或SAF中的标本均可用铁-苏木素染色。将制备好的玻片于70%乙醇中放置5分钟(若使用了含汞固定剂,需接着将玻片在含碘70%乙醇中放置

5 分钟,然后再放入 70％乙醇中 5 分钟),用流水冲洗 10 分钟,然后将玻片置于铁-苏木素工作液中 5 分钟。着色后,用流水再次冲洗 10 分钟,将玻片依次放入 70％乙醇、95％乙醇、100％乙醇(两次)、二甲苯(或者替代品)中,每种试剂放置 5 分钟;加中性树胶封片剂和盖玻片。推荐使用油镜镜检,至少检查 300 个视野。铁-苏木素染色液:溶液 1 为苏木素(晶体或粉末)10 g,乙醇 1 000 mL。将溶液放入透明带塞的瓶中,室温光亮处放置至少 1 周使其成熟。溶液 2 为硫酸铵亚铁 10 g,硫酸铵铁 10 g,浓盐酸 10 mL,蒸馏水 1 000 mL。将溶液 1 和溶液 2 等体积混合。工作液应每周更换以保证新鲜。含碘 70％乙醇:制备储存液,将碘晶体加入 70％乙醇中,直至溶液颜色呈深色(1~2 g/100 mL)。使用时以 70％乙醇稀释储存液直至溶液颜色呈深红棕色或深茶色。当颜色符合要求时不必更换工作液。更换时间取决于染色涂片的数量和容器的大小(1 周至几周)。
②三色染色法:用 PVA 固定的大便标本或肖氏液保存的样本可使用 Wheathley 三色染色。新鲜标本涂片后立即放入肖氏固定液中至少 30 分钟。涂片厚度以透过玻片可以看到书上的字迹为宜。将制备好的玻片于 70％乙醇中放置 5 分钟,若使用含汞固定剂,先将玻片在含碘 70％乙醇中放置 1 分钟(新鲜标本)或 10 分钟(PVA 固定风干的标本)。然后再将玻片放在 70％乙醇中 5 分钟(两次)。在三色染色液中放置 10 分钟,然后用含醋酸 90％乙醇冲洗 1~3 秒。将玻片在 100％乙醇中多次浸泡,然后放入 100％乙醇 3 分钟(两次),再放入二甲苯中 5~10 分钟(两次)。加中性树胶封片剂和盖玻片。过夜晾干或放于 37 ℃ 1 小时,油镜观察。三色染色液:铬变蓝 0.6 g,亮绿 0.3 g,磷钨酸 0.7 g,冰醋酸 1.0 mL,蒸馏水 100 mL。制备的染液呈紫色,室温保存,保存期 24 个月。含碘 70％乙醇:制备同铁-苏木素染色法。含醋酸 90％乙醇:90％乙醇 99.5 mL,醋酸 0.5 mL,混合。

(2)结果判定:当涂片充分固定且染色操作正确时,原虫滋养体的胞质染成蓝绿色,有时染成淡紫色,包囊染成更淡一些的紫色,胞核和内含物(棒状染色体、红细胞、细菌和棱锥体)呈红色,有时是淡紫色。背景通常染成绿色。

(3)注意事项:①用于质量控制的粪便样本可以是含有已知原虫的固定粪便样本或是用 PVA 保存的加入棕黄层(buffy coat 细胞或巨噬细胞)的阴性粪便样本。②用阳性 PVA 样本制备的质控涂片或含有棕黄层细胞的 PVA 样本制备的涂片进行室内质控。新配染液或每周至少一次进行室内质控。③若二甲苯变成云雾状或装有二甲苯的容器底有水积聚应弃去旧试剂,清洗容器,充分干燥,并更换新的 100％乙醇和二甲苯。④所有的染色盘应盖盖子以防止试剂蒸发。

⑤铁-苏木素染色法和三色染色法不易识别隐孢子虫和环孢子虫卵囊,建议使用抗酸染色或免疫测定试剂盒检查。

6.改良抗酸染色法

改良抗酸染色法可鉴定微小隐孢子虫、贝氏等孢球虫、卡氏圆孢子虫。新鲜标本、甲醛溶液固定标本均可使用,其他类型的标本如十二指肠液、胆汁和痰等都可以染色。

(1)操作:具体如下。①滴加第 1 液于晾干的粪膜上,1.5～10 分钟后水洗;滴加第 2 液,1～10 分钟后水洗;滴加第 3 液,1 分钟后水洗,待干;置显微镜下观察。推荐使用油镜镜检,至少检查 300 个视野。②染液配制:具体如下。苯酚复红染色液(第 1 液):碱性复红 4 g 溶于 20 mL 95％乙醇,苯酚(石炭酸)8 mL 溶于 100 mL 蒸馏水,混合两溶液;10％硫酸(第 2 液):纯硫酸 10 mL,蒸馏水 90 mL(边搅拌边将硫酸徐徐倾入水中);20 g/L 孔雀绿液(第 3 液):20 g/L 孔雀绿原液 1 mL,蒸馏水 10 mL。

(2)结果判定:背景为绿色,卵囊呈玫瑰红色,圆形或椭圆形。

(3)注意事项:每次染色都要用 10％甲醛溶液固定保存的含有隐孢子虫的样本作阳性对照。

7.钩蚴培养法

(1)操作:加冷开水约 1 mL 于洁净试管(1 cm×10 cm)内。将滤纸剪成与试管等宽但较试管稍短的"T"形纸条,用铅笔书写受检者姓名或编号于横条部分。取粪便 0.2～0.4 g,均匀地涂抹在纸条的上 2/3 部分,再将纸条插入试管,下端浸泡在水中,以粪便不接触水面为度。在 20～30 ℃条件下培养。培养期间每天沿试管壁补充冷开水,以保持水面位置。3 天后用肉眼或放大镜检查试管底部。钩蚴在水中常作蛇形游动,虫体透明。如未发现钩蚴,应继续培养观察至第 5 天。气温太低时可将培养管放入温水(30 ℃)中数分钟后,再行检查。

(2)注意事项:根据钩虫卵在适宜条件下可在短时间内孵出幼虫的原理而设计。因不排除培养物中存在感染性丝状蚴的可能性,故在操作时需非常小心,并有必要的防护措施。

8.毛蚴孵化法

(1)操作:取粪便约 30 g,经自然沉淀法浓集处理后,取粪便沉渣镜检查虫卵,若为阴性则将全部沉渣导入三角烧瓶内,加清水(去氯水)至瓶口,在 20～30 ℃的条件下经 4～6 小时孵育后用肉眼或放大镜观察,如见水面下有针尖大小白色点状物做直线来往游动,即是毛蚴。如发现毛蚴,应用吸管吸出,在显微镜下鉴定。观察时应将烧瓶向着光源,衬以黑纸背景,毛蚴在接近液面的清水中。如无毛蚴,每隔 4～6 小时(24 小时内)观察一次。

(2)注意事项:依据血吸虫卵内的毛蚴在适宜温度的清水中,短时间内可孵出的特性而设计,适用于早期血吸虫病患者的粪便检查。①样本不能加保存剂,不能冷冻;②夏季室温高时,在自然沉淀过程中可能有部分毛蚴孵出,并在换水时流失,此时需用 1.2%盐水或冰水替代清水以抑制毛蚴孵出,最后一次才改用室温清水;③毛蚴孵化法的优点在于检出率高于浓集法,可根据孵化出的幼虫形态特点进行种属鉴定,获取大量幼虫用于研究,但操作相对复杂,耗时,目前临床实验室一般很少采用。

9.肛门拭子法

肛门拭子法用于检查蛲虫卵和带绦虫卵,常用的方法有透明胶纸法和棉签拭子法。

(1)操作:具体如下。①透明胶纸法:将宽 2 cm、长 6 cm 的透明胶纸贴压肛门周围皮肤,可用棉签按压无胶一面,使胶面与皮肤充分粘贴,然后将胶纸平贴于载玻片上,镜检。②棉签拭子法:将棉拭子在生理盐水中浸湿,挤去多余的盐水,在受检者肛门皱褶处擦拭,然后将棉拭子放入盛有生理盐水的试管中充分振荡,离心沉淀,取沉渣镜检。

肛周蛲虫成虫检查可在夜间待患儿入睡后检查肛门周围是否有白色小虫,可将发现的虫体装入盛有 70%乙醇的小瓶内送检。

(2)注意事项:两种方法以透明胶纸法效果较好,操作简便。若为阴性,应连续检查 2～3 天。

10.粪便标本成虫的检查

某些肠道寄生虫可自然排出或在服用驱虫药物后随粪便排出,通过检查和鉴定排出的虫体可作为诊断和疗效考核的依据。①肉眼可见的大型蠕虫或蝇蛆:可直接用镊子或竹签挑出置大平皿内,清水洗净后置生理盐水中观察。②小型蠕虫:可用水洗过筛的方法。收集患者 24～72 小时的粪便,加适量水搅拌成糊状,倒入 40 目铜筛中过滤,用清水轻轻地反复冲洗筛上的粪渣,直至流下的水澄清为止。将铜筛内的粪渣倒入大玻璃皿内,加少许生理盐水,其下衬以黑纸,用肉眼或放大镜检查有无虫体。获得的虫体可用肉眼、放大镜或解剖镜观察,根据虫体的大小、形状、颜色等进行鉴别。也可将虫体透明或染色后再进行鉴定。③猪肉绦虫和牛肉绦虫的孕节:置于两张载玻片之间,压平,对光观察其子宫分支情况后鉴定虫种。也可用注射器从孕节后端正中部的子宫孔注入碳素墨水或卡红染液,待子宫分支显现后计数鉴定。

(四)检验结果报告与解释

所有查见的寄生虫包括卵、幼虫和成虫都应报告,并应报告所鉴定虫体的完整种名和属名。医学节肢动物的鉴别相对复杂,特别是其幼虫的鉴别难度较大,需要专家的帮助。实验室应能对常见重要医学节肢动物有一定的认识,并能进行初步的鉴定。

一般情况下,实验室对原虫和蠕虫可不予定量,但需指出具体时期(如滋养体、包囊、卵囊、孢子、卵或幼虫)。若要定量,则标准应一致(表 6-1)。检获人芽囊原虫(症状与感染数量可能有关)和鞭虫(轻症感染可不予治疗)需要定量。

表 6-1　虫体定量

类别	定量	
	原虫	蠕虫
极少	2～5/全片	2～5/全片
少量	1/5～1/高倍视野	1/5～1/高倍视野
中等	1～2/高倍视野	1～2/高倍视野
多量	若干/高倍视野	若干/高倍视野

对夏科-雷登结晶应报告并定量。夏科-雷登结晶为菱形无色透明结晶,其两端尖长,大小不等,折光性强,是嗜酸性粒细胞破裂后嗜酸性颗粒相互融合而成。肺吸虫引起的坏死及肉芽肿以及阿米巴痢疾患者的粪便中等可见到夏科-雷登结晶。

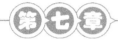

生物化学检验

第一节　糖化血红蛋白测定

　　成人的血红蛋白（Hb）通常由 HbA（97%）、HbA_2（2.5%）和 HbF（0.5%）组成。HbA 又可分为非糖化血红蛋白，即天然血红蛋白 HbA_0（94%）和糖化血红蛋白 HbA_1（6%）。根据糖化位点和反应参与物的不同，HbA_1 可进一步分为 HbA_{1a}、HbA_{1b} 和 HbA1c 等亚组分。其中血红蛋白 A_{1c}（hemoglobinA_{1c}，HbA1c）占 HbA_1 的 80%，化学结构为具有特定六肽结构的血红蛋白分子。其形成过程是血红蛋白 β 链 N 末端缬氨酸与葡萄糖的醛基首先发生快速加成反应形成不稳定的中间产物醛亚胺（西佛氏碱），继而经过 Amadori 转位，分子重排缓慢形成稳定不可逆的酮胺化合物，即 HbA1c。HbA1c 浓度相对恒定，故临床常用 HbA1c 代表总的糖化血红蛋白水平，能直接反映机体血糖水平，是临床监控糖尿病患者血糖控制水平的较好的检测指标。

　　糖化血红蛋白（glycated hemoglobin，GHb）测定方法多达 60 余种，主要分为两大类：①基于电荷差异的检测方法，包括离子交换层析、高效液相色谱分析（HPLC）和电泳法等；②基于结构差异的检测方法，包括亲和层析法和免疫法等。21 世纪后，新酶法问世，果糖基缬氨酸氧化酶可作用于糖化的缬氨酸，产生过氧化氢与色原反应，从而测定 HbA1c。临床上多采用免疫比浊法和 HPLC 法。其中 HPLC 法，是国际临床化学联合会（IFCC）推荐的测定糖化血红蛋白的参考方法。

一、检测方法

(一)HPLC 法

用偏酸性的缓冲液处理 Bio-Rex70 阳离子交换树脂,使之带负电荷,与带正电荷的 Hb 有亲和力。HbA 与 HbA_1 均带正电荷,但 HbA_1 的两个 β 链的 N 末端正电荷被糖基清除,正电荷较 HbA 少,造成两者对树脂的附着力不同。用 pH 6.7 的磷酸盐缓冲液可首先将带正电荷较少、吸附力较弱的 HbA_1 洗脱下来,用紫外可见分光光度计测定洗脱液中的 HbA_1 占总 Hb 的百分数。

HPLC 法是基于高效液相层析法原理,使用阳离子交换柱通过与不同带电离子作用来将血红蛋白组分分离。利用 3 种不同盐浓度所形成的梯度洗脱液使得包括 HbA1c 在内的血红蛋白中的多种成分很快被分离成 6 个部分,并用检测器对分离后的各种血红蛋白组分的吸光度进行检测。分析结束后,以百分率表示各种血红蛋白组分结果。

1.手工检测

(1)试剂。①0.2 mol/L 磷酸氢二钠溶液:称取无水 Na_2HPO_4 28.396 g,溶于蒸馏水并加至 1 L(即试剂 1)。②0.2 mol/L 磷酸二氢钠溶液:称取 $NaH_2PO_4 \cdot 2H_2O$ 31.206 g,溶于蒸馏水并加至 1 L(即试剂 2)。③溶血剂:pH 4.62,取 25 mL 试剂 2,加 0.2 mL Triton X-100,加蒸馏水至 100 mL。④洗脱剂Ⅰ(磷酸盐缓冲液,pH 6.7):取 100 mL 试剂 1,150 mL 试剂 2,于 1 000 mL 容量瓶内,加蒸馏水至 1 L。⑤洗脱剂Ⅱ(磷酸盐缓冲液,pH 6.4):取 300 mL 试剂 1,700 mL 试剂 2,加蒸馏水 300 mL,混匀即成。⑥Bio-Rex70 阳离子交换树脂:200~400 目,钠型,分析纯级。

(2)操作步骤。①树脂处理:称取 Bio-Rex70 阳离子交换树脂 10 g,加 0.1 mol/L NaOH 溶液 30 mL,搅匀,置室温 30 分钟,其间搅拌 2~3 次。然后,加浓盐酸数滴,调至 pH 6.7,弃去上清液,用约 50 mL 蒸馏水洗 1 次,用洗脱剂Ⅱ洗 2 次,再用洗脱剂Ⅰ洗 4 次即可。②装柱:将上述处理过的树脂加洗脱剂Ⅰ,搅匀,用毛细滴管吸取树脂,加入塑料微柱内,使树脂床高度达到 30~40 mm 即可,树脂床填充应均匀,无气泡无断层即可。③溶血液的制备:将 EDTA 抗凝血或毛细管血 20 μL,加于 2 mL 生理盐水中,摇匀,离心,吸弃上清液,仅留下红细胞,加溶血剂 0.3 mL,摇匀,置 37 ℃水浴中 15 分钟,以除去不稳定的 HbA_1。④柱的准备:将微柱颠倒摇动,使树脂混悬,然后去掉上下盖,将柱插入 15 mm×150 mm 的大试管中,让柱内缓冲液完全流出。⑤上样:用微量加样器取 100 μL 溶血液,加于微柱内树脂床上,待溶血液完全进入树脂床后,将柱移入另一支 15 mm×150 mm 的空试管中。⑥层析洗脱:取 3 mL 洗脱剂 I,缓缓加于树脂床上,注意勿冲动树脂,收集流出物,此即为 HbA₁(测定管)。⑦对照管:取上述溶血液 50 μL,加蒸馏水 7.5 mL,摇匀,此即为总 Hb 管。⑧比色:用紫外可见分光光度计,波长 415 nm,比色杯光径 10 mm,以蒸馏水作空白,测定各管吸光度。⑨微柱的清洗和保存:用过的柱先加洗脱剂 II 3 mL,使 Hb 全部洗下,再用洗脱剂 I 洗 3 次,每次 3 mL,最后加洗脱剂 I 3 mL,加上下盖,保存备用。

2.自动化分析仪检测

(1)试剂:试剂主要成分参阅手工试剂。各商品试剂组分及浓度存在一定差异。

(2)操作:不同实验室具体反应条件会因所使用的仪器和试剂而异,在保证方法可靠的前提下,应按仪器和实际说明书设定测定条件,进行定标品、质控品和样品分析。

(3)参考区间:成人糖化血红蛋白 HbA₁(%)5.0%～8.0%,HbA1c(%)3.6%～6.0%。

3.注意事项

(1)环境要求:层析时环境温度对结果有较大影响,规定的标准温度为 22 ℃,需要严格控制温度。

(2)标本类型及稳定性:抗凝剂 EDTA 和氟化物不影响测定结果,肝素可使结果增高。标本置于室温超过 24 小时,可使结果增高,于 4 ℃ 冰箱可稳定 5 天。

(3)干扰因素:溶血性贫血患者由于红细胞寿命短,HbA1c 可降低。HbF、HbH 及 Hb Bart's 可与 HbA₁ 一起洗脱下来,使结果假阳性;有 HbC 和 HbS 的患者,结果可偏低。

(二)亲和层析法

用于分离糖化和非糖化 Hb 的亲和层析凝胶柱,是交联间-氨基苯硼酸的琼脂糖珠。硼酸与结合在 Hb 分子上葡萄糖的顺位二醇基反应,形成可逆的五环化合物,使样本中的糖化 Hb 选择性地结合于柱上,而非糖化的 Hb 则被洗脱。再用山梨醇解离五环化合物以洗脱糖化 Hb,在波长 415 nm 处分别测定解析液的吸光度,计算糖化血红蛋白的百分率。

1.试剂

(1)洗涤缓冲剂(wash buffer,WB)含 250 mmol/L 醋酸铵,50 mmol/L 氯化

镁,200 mg/L 叠氮钠,调节至 pH 8.0,储于室温。

（2）洗脱缓冲剂（elution buffer,EB）含 200 mmol/L 山梨醇,100 mmol/L Tris,200 mg/L 叠氮钠,调节至 pH 8.5,储于室温。

（3）0.1 mol/L 及 1 mol/L 盐酸溶液。

（4）HbA1c 测定试剂。①R1 试剂:0.025 mol/L MES(2-morpholino ethane-sulfonic acid,2-吗啉乙基磺酸)缓冲液;0.015 mol/L Tris 缓冲液(pH 6.2);HbA$_{1c}$ 抗体(绵羊血清,≥0.5 mg/mL)和稳定剂。②R2 试剂:0.025 mol/L MES 缓冲液;0.015 mol/L Tris 缓冲液(pH 6.2);HbA1c 多聚半抗原(≥8 μg/mL)和稳定剂。③标准液:人血和绵羊血制备的溶血液,9 g/L TTAB 和稳定剂。

（5）Hb 测定试剂:0.02 mol/L 磷酸盐缓冲液(pH 7.4)和稳定剂。

（6）溶血试剂:9 g/L TTAB 溶液。

（7）质控物:正常值或异常值两种。

（8）0.9％ NaCl。

2.操作

（1）标本:静脉采血,EDTA 或肝素抗凝,充分混匀,置 4 ℃可保存 1 周。

（2）溶血液制备:将抗凝全血离心,吸去血浆、白细胞及血小板层。吸 100 μL 压积红细胞至小试管中,加 2 mL 蒸馏水充分混匀,静置 5 分钟后,重新混匀,离心,上清液应清亮。

（3）层析柱准备:层析柱装 0.5 mL 固相凝胶(glyco-gel B),保存于 4 ℃,防止直射阳光。如凝胶变为紫红色应弃去。测定前取出置室温,拔去顶塞,倾去柱中液体,再除去底帽,将层析柱插入试管中,加 2 mL 洗涤缓冲剂(WB),让洗涤液自然流出并弃去。当液体水平面在凝胶面上成盘状时即停止。

（4）非结合部分(NB)的洗脱:将上述经平衡洗涤过的层析柱插入 15 mm×150 mm 标为"NB"的试管中。加 50 μL 清亮的溶血液至盘状液面的顶部,让其流出。加 0.5 mL WB 液,让其流出。此步应确保样品完全进入凝胶。加 5 mL WB 液,让其流出。以上洗脱液总体积为 5.55 mL,混合。

（5）结合或糖化部分(B)的洗脱:将上述层析柱转入标为"B"的试管中。加 3 mL EB 液,让其流出,混匀。

（6）比色:紫外可见分光光度计,波长 415 nm,以蒸馏水调"0"点,分别测定 NB 及 B 管的吸光度。

（7）层析柱的再生:用过的层析柱应尽快再生。加 0.1 mol/L HCl 5 mL,让其流出并弃去;再加 1 mol/L HCl 3 mL,让其流出并弃去;最后加 1 mol/L HCl

3 mL,塞上顶塞,并盖上层析柱尖端的底帽。在层析柱上标注用过的次数,放置 4 ℃冰箱暗处保存。一般用 5 次后即弃去。

3.参考区间

成人糖化血红蛋白 5.0%～8.0%。

4.注意事项

(1)方法学特点:环境温度对本法影响很小。不受异常血红蛋白的影响。不稳定的 HbA₁的干扰可以忽略不计。

(2)标本类型及稳定性:抗凝剂选择 EDTA 和肝素均可,于 4 ℃冰箱可保存一周。

(三)免疫比浊法

利用四癸基三甲铵溴化物(tetradecyltrimethylammonium bromide,TTAB)作为溶血剂,用来消除白细胞物质的干扰(TTAB 不溶解白细胞)。血液样本不需要去除不稳定 HbA₁的预处理,用浊度抑制免疫学方法测定。

先加入抗体缓冲液,样本中的糖化血红蛋白(HbA1c)和其抗体反应形成可溶性的抗原-抗体复合物,因为在 HbA1c 分子上只有一个特异性的 HbA1c 抗体结合位点,不能形成凝集反应。然后,加入多聚半抗原缓冲液,多聚半抗原和反应液中过剩的抗 HbA1c 抗体结合,生成不溶性的抗体-多聚半抗原复合物,再用比浊法测定。

同时在另一通道测定 Hb 浓度,溶血液中的血红蛋白转变成具有特征性吸收光谱的血红蛋白衍生物,用重铬酸盐作标准参照物,进行比色测定 Hb 浓度。

根据 Hb 含量和 HbA1c 含量,计算出 HbA1c 的百分比。

1.试剂与操作

(1)于小试管中,加溶血试剂 1 mL,加入人 EDTA 或肝素抗凝血 10 μL,轻轻旋涡混匀,避免形成气泡,待溶血液的颜色由红色变为棕绿色后(1～2 分钟)即可使用。此溶血液于 15～25 ℃可稳定 4 小时,2～8 ℃可稳定 24 小时。

(2)根据不同型号生化分析仪及配套试剂设定参数,测定 HbA1c 浓度和测定 Hb 浓度。详细操作程序,必须根据仪器和配套试剂盒的说明书。

2.参考区间

(1)IFCC 计算方案:2.8%～3.8%。

(2)DCCT/NGSP 计算方案:4.8%～6.0%。

3.注意事项

(1)定标:当更换试剂批号、更换比色杯和质控结果失控时需要重新定标。

(2)不需用溶血试剂预处理。③干扰因素:胆红素浓度<855 $\mu mol/L$,甘油三酯<9.12 mmol/L,类风湿因子<750 U/L,抗坏血酸<2.84 mmol/L 时对本法无干扰。

(四)酶法

用直接酶法测定样本中 HbA1c 的百分比,而不需另外检测总血红蛋白,处理后的样本与氧化还原剂反应,去除小分子和高分子干扰物质,变性后的全血样本在蛋白酶作用下分解出氨基酸,其中包括糖化血红蛋白 β 链上的缬氨酸,糖化的缬氨酸作为果糖缬氨酸氧化酶的底物,被特异地清除 N-末端缬氨酸,并且产生 H_2O_2,在过氧化物酶的作用下氧化色原底物而呈色,进行比色法测定。

1.试剂

试剂主要成分包括 CHES 缓冲剂、还原剂、蛋白酶、果糖缬氨酸氧化酶、辣根过氧化物酶、底物等。

2.操作

(1)EDTA 抗凝全血,2～8 ℃保存可稳定 24～36 小时,使用前混匀;将 20 μL 全血与 250 μL 溶血剂混合,避免产生泡沫,室温孵育 15～20 分钟,其间轻轻混匀几次,当其变为澄清的深红色液体时,证明全血已完全溶解,处理后的样本要于当天检测,室温可稳定 4 小时。

(2)参数如下。①温度:37 ℃。②主波长:700 nm。③反应模式:二点终点法。

不同实验室具体反应条件会因所使用的仪器和试剂而异,在保证方法可靠的前提下,应按仪器和试剂说明书设定测定条件,进行定标品、质控样品和样品分析。

3.参考区间

成人 HbA1c(％)3.6％～6.0％(此参考区间引自《临床生物化学检验》第 5 版)。

4.注意事项

甘油三酯<7.6 mmol/L,总胆红素<450 $\mu mol/L$,血红蛋白<200 g/L,葡萄糖<75.2 mol/L 时对本法无显著干扰,高 HbF(>10％)可能致测定结果不准确。

二、临床意义

(1)HbA1c 与红细胞寿命和平均血糖水平相关,是评价糖尿病患者长期血糖控制较理想的指标,可反映过去 2～3 个月的平均血糖水平,不受每天血糖波动的影响。

（2）与微血管和大血管并发症的发生关系密切。HbA1c 水平升高，糖尿病视网膜病变、肾脏病变、神经病变、心血管事件发生风险均相应增加。

（3）HbA1c 对于糖尿病发生有较好的预测能力。

2010 年，美国糖尿病协会发布的糖尿病诊治指南中正式采纳以 HbA1c ≥6.5% 作为糖尿病的诊断标准之一。HbA1c 水平在 5.7%～6.4% 为糖尿病高危人群，预示进展至糖尿病前期阶段，患糖尿病和心血管疾病风险均升高。2011 年 WHO 也推荐 HbA1c ≥6.5% 作为糖尿病诊断切点。

第二节　血糖调节激素测定

调节血糖的激素主要有胰岛素、胰高血糖素、肾上腺皮质激素、生长激素、甲状腺激素等多种，本节仅介绍胰岛素、胰高血糖素和胰岛素抵抗的检测及临床意义。

一、胰岛素原、胰岛素和 C 肽测定

（一）生理和生物化学

胰岛素是第一个被纯化的蛋白类激素，是放射免疫法检测到的第一种物质，是重组 DNA 技术应用的第一个实践案例。人胰岛素分子量为 5 808，包含51 个氨基酸。人胰岛素由 A、B 两条链组成，两条链之间以两个二硫键连接，A 链本身含有第 3 个二硫键。人胰岛素与很多哺乳动物胰岛素具有相似的免疫学和生物学特性，在人重组胰岛素广泛应用以前，长期在临床治疗中使用牛和猪源胰岛素。

胰岛 β 细胞粗面内质网的核糖体首先合成 100 个氨基酸组成的前胰岛素，很快被酶切去信号肽，生成 86 个氨基酸的胰岛素原，其生物活性只有胰岛素生物活性的 1/10，储存于高尔基体的分泌颗粒中，最后在蛋白水解酶的作用下水解成 51 个氨基酸的胰岛素和无生物活性的 31 个氨基酸的 C 肽（C-peptide）。正常人的胰岛素释放呈脉冲式，基础分泌量约 1 U/h，每天总量约 40 U。健康人摄入葡萄糖后，胰岛素呈双时相脉冲式分泌，葡萄糖入血后的 1～2 分钟是第一时相，储存胰岛素快速释放，在 10 分钟内结束，第二时相可持续 60～100 分钟，直

到血糖水平回到正常,为胰岛素合成和持续释放时相。胰岛素主要在肝脏摄取并降解,半衰期5～10分钟。

正常情况下在外周循环中无法检测到前胰岛素。仅有少量胰岛素原(胰岛素的3%)和中间剪切体入血,因肝脏清除胰岛素原率仅是清除胰岛素的1/4,胰岛素原的半衰期是胰岛素的2～3倍,空腹时循环胰岛素原是胰岛素浓度的10%～15%。C肽对于维持胰岛素正常结构必需,半衰期长(35分钟),空腹时循环C肽是胰岛素浓度的5～10倍。肝脏不代谢C肽,C肽在肾脏中降解并从循环中清除,具有较稳定的尿液清除率。

(二)胰岛素原测定

1.测定方法

胰岛素原准确检测存在一些困难,包括:在血中浓度低,不易获得抗体,很多抗血清与胰岛素、C肽有交叉反应,同时胰岛素原转化中间体也会干扰检测结果,目前还不具备纯胰岛素原检测的方法。目前,已经将生物合成的胰岛素原应用于制备单克隆抗体,将能提供可靠的胰岛素原标准品和检测方法。

2.临床意义

高浓度胰岛素原见于良性或恶性胰岛β细胞瘤,同时胰岛素、C肽血清水平升高或不升高,伴低血糖症。也有少见疾病如胰岛素转换障碍引起的家族性高胰岛素原。测量胰岛素原有助于判断胰岛素原类似物对胰岛素检测的干扰程度。在部分2型糖尿病患者血清中检测到高胰岛素原及其类似物水平,并且与心血管危险因子关联。在慢性肾功能不全、肝硬化、甲状腺功能亢进患者血清中也可能检测到高胰岛素原及其类似物水平。

(三)胰岛素测定

1.标本采集与保存

所有测定方法均可采用血清标本,血浆标本(EDTA和肝素抗凝)可用于一些免疫分析法。由于红细胞中存在胰岛素降解酶,故可致胰岛素含量降低,使用夹心免疫技术可观察到异嗜性抗体或类风湿因子可引起胰岛素假性升高。胰岛素测定的血清标本应在取血后5小时内分离,分离血清中的胰岛素在室温下可稳定12小时,在4 ℃可稳定1周,在−10 ℃可稳定1个月。

2.检测方法

虽然胰岛素测定历史已经有40年,目前仍然没有高度精确、准确和可靠的方法。目前有很多胰岛素检测商业试剂盒,包括RIA、ELISA、化学发光免疫法等,其基本原理是免疫分析法,检测免疫反应性胰岛素。除了胰岛素,与胰岛素有共同抗原表位的物质如胰岛素原、胰岛素原转换中间产物、糖基化及二聚体化的胰岛素衍生物等都可能被检测到。胰岛素抗血清与胰岛素原有交叉反应,但不与 C 肽反应。对于健康人体来说,胰岛素检测的特异性不是问题,因健康人血清中低浓度的胰岛素原不会影响胰岛素测量结果。但在某些情况,如糖尿病、胰岛细胞瘤患者,胰岛素原以较高浓度存在,会使胰岛素检测结果偏高,而胰岛素原的活性很低,会得到不准确的具有活性的胰岛素检测结果。

3.胰岛素检测的标准化

美国糖尿病协会曾经评估 9 个生产商的 12 种不同试剂,结果显示方法内变异达到3.7%～39%,方法间变异达到 12%～66%,平均变异 24%。一般的胰岛素参考测量程序不能够达到优化方法间变异、使检测结果一致的目的。最近,美国糖尿病协会胰岛素测量标准工作组与美国糖尿病消化病肾病研究所、疾病预防控制中心、欧洲糖尿病研究协会联合,建立以同位素稀释液相色谱-串联质谱法为参考方法的溯源链,以标准化胰岛素检测。标准化、同质化胰岛素检测对于临床诊疗具有实际意义。

4.参考区间

因方法的批间差异大,目前情况下实验室应建立自己的参考区间,以 SI 单位(pmol/L)报告结果。过夜空腹后,正常健康无肥胖人群的胰岛素范围是 $12\sim150$ pmol/L($3\sim25$ μU/mL)。部分特异性较好、减少胰岛素原干扰的方法得到的空腹胰岛素水平是小于 60 pmol/L(9 μU/mL)。在肥胖人群,胰岛素水平偏高,非糖尿病人群及运动员胰岛素水平偏低。

5.临床意义

胰岛素是降低血糖的主要激素,胰岛素测定可用于空腹低血糖症患者的评估,也是 2 型糖尿病患者治疗方案选择的参考指标,如果胰岛素水平低,选择胰岛素治疗的可能性增加。另外,胰岛素测定是多囊卵巢综合征的评估指标,因为这种疾病的患者常伴胰岛素抵抗及碳水化合物代谢异常。虽然有研究者建议在 OGTT 检测的同时测定胰岛素,作为糖尿病的早期诊断指标之一,目前美国糖尿病协会所建议的糖尿病诊断指标并不包括胰岛素测定。

(1)胰岛素增高:常见于非胰岛素依赖型糖尿病(2 型糖尿病),此类患者常较肥胖,其早期与中期均有高胰岛素血症;胰岛 β 细胞瘤、胰岛素自身免疫综合征、脑垂体功能减退、甲状腺功能减退、艾迪生病也有异常增高。此外,孕期妇女、应激状态下如外伤、电击与烧伤等患者胰岛素的水平也较高。

(2)胰岛素降低:常见于胰岛素依赖型糖尿病(1型糖尿病)及晚期非胰岛素依赖型糖尿病(2型糖尿病);胰腺炎、胰腺外伤、β细胞功能遗传性缺陷病的患者及服用噻嗪类药、β受体阻滞剂者常见血胰岛素降低。

(四)C肽测定

1.标本采集与保存

采用血清标本。如果血清标本不能立即测定,须保存于-20 ℃,并避免反复冻融。标本溶血可影响胰岛素,而不影响C-P的测定。标本储存的时间越短越好。测定C肽的血清加入抑肽酶,-20 ℃储存3个月对测定结果无明显影响。

C肽抗体不能识别胰岛素原,但当血中存在大量胰岛素原时(如胰岛细胞瘤或血浆胰岛素抗体结合大量胰岛素原)也会影响C肽的测定,使结果偏高。这时测定C肽须将血清样品先经25%～30%的聚乙二醇或葡萄珠结合胰岛素抗体处理,除去胰岛素原后再行测定。

2.测定方法

C肽检测的基本原理是免疫分析法,包括放射免疫分析、酶联免疫吸附试验、化学发光免疫分析(CLIA)和电化学发光免疫分析(ECLIA)等。不同方法间变异较大,其原因包括不同的抗血清、与胰岛素原的交叉反应不同、不同的C肽校准品等。比较15个实验室9种不同的C肽常规检测方法,批内、批间变异高达10%及18%,美国疾病预防控制中心成立了C肽检测标准化工作组。

3.参考区间

健康人群空腹血清C肽水平为0.78～1.89 ng/mL(0.25～0.6 nmol/L),葡萄糖或胰高血糖素刺激后,血清C肽水平为2.73～5.64 ng/mL(0.9～1.87 nmol/L),是刺激前的3～5倍。尿C肽的参考范围为(74±26) μg/L[(25±8.8)pmol/L]。

4.临床意义

C肽测定比胰岛素测定有更多优点,因其肝脏代谢可以忽略,外周血C肽浓度与胰岛素相比是更好的β细胞功能指示项目,C肽检测不受外源性胰岛素的干扰,与胰岛素抗体无交叉反应,而这些都会影响胰岛素检测结果。

(1)评估空腹低血糖:对于某些β细胞瘤患者,特别是胰岛素间歇分泌过多时,胰岛素水平可以正常,但C肽水平升高。当注射外源性胰岛素导致低血糖时,胰岛素浓度升高,C肽水平降低,因C肽检测方法不识别外源性胰岛素,且外

源性胰岛素可抑制 β 细胞功能。

（2）评估胰岛素分泌能力和速率：检测基础或刺激后的 C 肽浓度，但在常规糖尿病监测中作用不大。

（3）用于监测胰腺手术效果：在胰腺切除后应该检测不到 C 肽，在胰腺或胰岛细胞成功移植后，C 肽浓度应该升高。

（五）胰岛素和 C 肽释放试验

1.胰岛素释放试验

胰岛素释放试验主要用于了解胰岛 β 细胞的功能状态，协助判断糖尿病类型并决定治疗方案。

（1）方法：口服葡萄糖 75 g 分别在空腹及服葡萄糖开始后 30 分钟、60 分钟、120 分钟、180 分钟采血测定血糖和胰岛素水平。可与 OGTT 同时进行。

（2）参考区间：通常为空腹 3～25 mU/L，服糖后分泌高峰在 30～60 分钟，峰值比空腹升高 4～6 倍，峰值应小于 130 mU/L。120 分钟小于 100 mU/L，180 分钟后基本恢复到空腹水平。

（3）临床意义：①空腹胰岛素＞25 mU/L，服糖后 2～3 小时仍持续高水平（往往大于 100 mU/L），提示可能存在胰岛素抵抗；②糖尿病患者胰岛素释放高峰往往后延，1 型糖尿病患者胰岛素分泌能力降低，分泌曲线呈低平；空腹血浆胰岛素浓度很低，一般小于 3 μU/mL（正常为 3～25 μU/mL），甚至测不出；血及 24 小时尿中 C 肽均很低，常不能测出；③2 型糖尿病患者视胰岛素缺乏或抵抗的类型不同，患者空腹胰岛素水平正常或高于正常，刺激后曲线上升迟缓，高峰在 2 小时或 3 小时，多数在 2 小时达到高峰，其峰值明显高于正常值，提示胰岛素分泌相对不足。

2.C 肽释放试验

C 肽释放试验是反映自身胰岛素分泌能力的一个良好指标，有助于鉴别 1 型和 2 型糖尿病患者。

（1）实验方法：同胰岛素释放试验。可与 OGTT 同时进行。

（2）参考区间：正常人空腹血浆 C 肽值为 0.8～4.0 μg/L，餐后 1～2 小时增加 4～5 倍，3 小时后基本恢复到空腹水平。

（3）临床意义：C 肽释放试验与胰岛素释放试验的临床意义相同。

C 肽测定常用于糖尿病的分型，它与胰岛素测定的意义是一样的。1 型糖尿病由于胰岛 β 细胞大量破坏，C 肽水平低，对血糖刺激基本无反应，整个曲线低平;2 型糖尿病 C 肽水平正常或高于正常;服糖后高峰延迟或呈高反应。

C 肽测定还用于指导胰岛素用药的治疗,可协助确定患者是否继续使用胰岛素还是只需口服降糖药或饮食治疗。糖尿病患者胰岛素水平相对或绝对不足的原因比较复杂,所以胰岛素水平既可表现为高,也可表现为低。前者用胰岛素治疗无效,后者不用胰岛素则加速糖尿病并发症的出现。若患者接受过胰岛素治疗 6 周后则可产生胰岛素抗体,这时测定胰岛素常不能反映患者体内胰岛素的真实水平。

C 肽可用于低血糖的诊断与鉴别诊断,特别是医源性胰岛素引起的低血糖。

由于胰岛 β 细胞在分泌胰岛素的同时也等分子地释放 C 肽,C 肽与外源性胰岛素无抗原交叉,且生成量不受外源性胰岛素影响,很少被肝脏代谢,因此 C 肽测定可以更好地反映 β 细胞生成和分泌胰岛素的能力。

二、胰高血糖素测定

常采用竞争 RIA 法测定胰高血糖素,校正值由厂商提供,其根据是 WHO 胰高血糖素国际标准(69/194)。空腹时血浆胰高血糖素浓度范围为 20～52 pmol/L(70～80 ng/L)。α 细胞患者外周血胰高血糖素浓度最高可达正常参考值上限的 500 倍。胰腺 α 细胞瘤患者外周血中的胰高血糖素极度升高,并常伴有体重减轻、(表皮)松解坏死型游走性红斑、糖尿病、口腔炎、腹泻等症状。低胰高血糖素血症见于慢性胰腺炎、长期使用磺酰脲类治疗。

三、胰岛素抵抗的检测

(一)生理与生物化学

胰岛素抵抗(insulin resistance,IR)又称胰岛素不敏感(Insulin insensitivity),是胰岛素对外周组织,主要是肝脏、肌肉、脂肪的作用减弱。20 世纪 30 年代开始使用动物胰岛素制剂治疗糖尿病不久,就已经发现有些患者对胰岛素敏感,有些不敏感,并通过同一患者注射和不注射胰岛素 OGTT 试验血糖下面积之差,不同患者存在较大差异证明了胰岛素抵抗的存在。50 年代末胰岛素的放射免疫分析法建立后,胰岛素抵抗的检测有了突破性进展。目前,胰岛素抵抗的检测方法多适用于科研检测。

(二)测定方法

1.血胰岛素浓度测定

当存在 IR 时,组织利用血糖减低致高血糖趋向,高血糖又刺激胰岛 β 细胞分泌更多的胰岛素以使血糖恢复正常或不能使血糖恢复正常,表现为高胰岛素血症伴正常血糖或高血糖。可空腹采血或常规口服糖耐量试验,同时查血糖和胰岛素,当空腹或餐后胰岛素峰值大于正常人均值+2SD时可诊断为高胰岛素血症。由于个体间基础及餐后胰岛素存在较大差异,不同胰岛素检测方法也存在较大差异,各实验室应设置自己的参考区间,应选择中年、非肥胖的健康人,也可作不同年龄组的参考区间,例数至少在30人以上。未检出高胰岛素水平,也不能排除IR的存在,高胰岛素血症是IR的参考指标。

2.胰岛素作用指数

由于血糖与胰岛素相互作用,有研究者提出以空腹血糖与空腹胰岛素之间的关系作为判断IR的参数。

3.葡萄糖耐量加胰岛素释放试验

用OGTT加胰岛素释放试验的G曲线下面积与I曲线下面积之比作为IR的比较参数,又称闭环模型。

4.胰岛素抑制试验

胰岛素抑制试验是开环模型方法的一种,其原理是用药物抑制受试者葡萄糖刺激的β细胞分泌胰岛素(β细胞致盲),然后给受试者输注葡萄糖及胰岛素,调整输速,达到血糖稳态及血胰岛素稳态,达到稳态时的血糖浓度和血胰岛素浓度之比值,可作为胰岛素敏感度的参考指标。

5.葡萄糖钳夹试验(GCT)

开环模型方法的一种,是目前测定胰岛素抵抗的"金标准"。空腹时,血糖浓度相对稳定,机体葡萄糖的生成主要来自肝葡萄糖输出,与葡萄糖的利用是相等的。此时如果输注一定量的胰岛素,造成高胰岛素血症,会增加葡萄糖利用,同时抑制肝糖输出,血糖将降低,但如果同时输注葡萄糖可以使血糖得到补充,使肝糖输出与葡萄糖利用达到平衡,并可调节葡萄糖输速使血糖达到预先设计的靶水平。在输注的胰岛素也达稳态的情况下,此时葡萄糖的输注速度应等于其清除率,这个清除率可以作为胰岛素敏感性的参考指标。

6.最小模型法测定胰岛素敏感度

静脉注射一个剂量的葡萄糖,接下来频繁地检查血糖和血胰岛素约30个样本,根据葡萄糖与胰岛素浓度的动力学关系求得胰岛素敏感度指数,又称频繁采血的静脉葡萄糖耐量试验。

第三节 胰岛自身抗体测定

大多数 1 型糖尿病患者的胰岛 β 细胞因自身免疫攻击而损伤和缺失,被称为免疫介导糖尿病,不同胰岛自身抗体不断被发现,给 1 型糖尿病的诊断及预期提供更多检测指标。目前,可以常规检测的胰岛自身抗体包括抗胰岛细胞质抗体(autoantibody to islet cell cytoplasm,ICA)、抗胰岛素抗体(insulin autoantibodies,IAA)、谷氨酸脱羧酶抗体(autoantibody to the 65×10^3 isoform of glutamic acid decarboxylase,GAD65A)、胰岛素瘤抗原 2 蛋白抗体(autoantibody to 2 insulinoma antigen 2 proteins,IA-2A/IA-2βA)、抗锌运载体 8 变异体 3 抗体(autoantibody to 3 variants of zinc transporter 8,ZnT8A)。

一、检测原理及方法

(一)抗胰岛素抗体测定

IAA 目前可以使用放射性核素法检测,加入过量非放射标记胰岛素,计算胰岛素放射性配体结合率的变化。当特异性抗体结合大于 99 百分位数或超过健康人平均值 2～3 SD 时,结果报告为阳性。每个实验室需检测至少 100 个健康个体得到胰岛素自身抗体结合率。对于 IAA 检测需注意的是在胰岛素治疗后人体会产生胰岛素抗体,即便使用人源性胰岛素治疗。从美国糖尿病自身抗体检测标准化计划(Diabetes Autoantibody Standardization Program,DASP)得到的数据显示,IAA 检测的实验室间不精密度较大。

(二)谷氨酸脱羧酶抗体测定

GAD65A、IA-2A 可通过标准放射结合试验检测,使用 35S 标记的重组人源GAD65 或 IA-2(体外转录产生,掺入 35S 或 3H 标记氨基酸)。商业化的GAD65A、IA-2A 试剂盒为放射免疫法,分别使用 ^{125}I 标记 GAD65 及 IA-2。另外,目前也有商业化的非放射标记 GAD65A、IA-2A 检测试剂盒。WHO 建立了GAD65A、IA-2A 检测标准,要求使用国际单位报告结果。Cutoff 值应该从检测100～200 个健康人样本得到,其结果超过 99 百分位数者报为阳性。DASP 进行了全球多家实验室间的比对,在美国糖尿病免疫协会的支持下,疾病预防控制中心组织了能力验证计划。GAD65A、IA-2A 商业检测试剂盒也参加 DASP 计划,说明 GAD65A、IA-2A 可能趋向于标准化。

(三)抗胰岛细胞质抗体测定

ICAs 可以使用人胰腺冷冻切片间接免疫荧光法,检测免疫球蛋白与胰岛结合的程度,其结果可与美国生物标准及质量控制研究所提供的 WHO 标准血清检测结果比较,结果以 JDF(Juvenile Diabetes Foundation)单位表示。两次检测≥10 JDF 或一次检测≥20 JDF 患 1 型糖尿病风险显著增加。这种方法使用不便且很难标准化,检测 ICA 的实验室数量明显减少,且不再纳入 DASP 计划。

二、临床意义

(一)在糖尿病筛查与诊断中的意义

85%～90%的 1 型糖尿病患者在检测到空腹高血糖症时已经检测到胰岛细胞自身抗体。自身免疫在高血糖症及糖尿病继发症状出现数月到数年以前就已经存在。1 型糖尿病发病数年后,一些自身抗体浓度降低到最低检测限以下,但 GAD65A 常保持增高。1 型糖尿病患者患其他自身免疫病的风险性也明显高于正常人,如乳糜泻、毒性弥漫性甲状腺肿、甲状腺炎、艾迪生病、恶性贫血,仅少数 1 型糖尿病患者没有发现明显病因及自身免疫证据。

新诊断 1 型糖尿病患者中 15%有一级亲属具有 1 型糖尿病病史。1 型糖尿病患者亲属的发病为 5%,是正常人群的 15 倍。对于 1 型糖尿病患者亲属进行胰岛自身抗体筛查有助于找到高风险者。但是,1%～2%健康个体也具有胰岛自身抗体,但对于 1 型糖尿病为低风险。1 型糖尿病的患病率为 0.3%,单一种胰岛自身抗体的阳性预测值将很低。多种胰岛自身抗体的存在伴随>90%的 1 型糖尿病患病风险率,但是没有任何治疗干预措施能够阻止糖尿病的发生,所以虽然 1 型糖尿病患者体内检测到了数种胰岛自身抗体,它们多用于临床研究,并未能够用于糖尿病患者的诊疗管理。在建立针对儿童的高性价比筛查策略、建立有效预防及干预治疗措施以延缓糖尿病发生之前,胰岛自身抗体的检测不能被推荐在研究以外的范围广泛使用。

对于确定具有 HLA-DR 和(或)HLADQB1 链的儿童,一般不会患 1 型糖尿病,但仍可能有胰岛自身抗体升高,这时胰岛自身抗体已经失去了预期作用,不能再作为预防试验。少数具有 2 型糖尿病症状的成人同样可检测到胰岛自身抗体,特别是 GAD65A,预示着胰岛素依赖性,这种情况被称为潜在成人自身免疫糖尿病(latent autoimmune diabetes of adulthood,LADA)或 1.5 型糖尿病,或慢性进展性 1 型糖尿病。虽然 GAD65A 阳性糖尿病患者比阴性患者更快进展到胰岛素依赖状态,很多抗体阴性的 2 型糖尿病患者纵然较慢,也随病程延长进展到胰岛素依赖状态,部分患者表现出胰岛成分的 T 细胞反应性。胰岛自身抗体检测对于 2 型糖尿病患者用途有限,临床医师一般根据血糖控制水平制订胰岛素治疗方案。

(二)在糖尿病监测中的意义

对于胰岛自身抗体阳性个体,目前并没有可接受的有效治疗措施能在糖尿病确诊后延长胰岛细胞存活及避免糖尿病发生。因此,目前重复检测胰岛自身抗体以监测胰岛细胞自身免疫情况没有临床意义。对于胰岛或胰腺移植个体,存在或缺乏胰岛自身抗体可以澄清移植失败是由于自身免疫病复发还是由于排斥反应。如果部分胰腺从同卵双生个体或其他 HLA 相同同胞移植,胰岛自身抗体检测有助于免疫抑制剂治疗措施的制订,以阻止糖尿病复发,但目前只停留于理论上,尚无具体治疗措施确定下来。

总之,胰岛细胞自身抗体检测可能对于以下情况有利:定义糖尿病亚型,这类患者的初始诊断是 2 型糖尿病,但有 1 型糖尿病的胰岛细胞自身抗体标志,且进展到胰岛素依赖;筛查拟捐献部分肾脏或胰腺的非糖尿病家族成员;筛查妊娠糖尿病患者是否具有进展至 1 型糖尿病的风险;糖尿病确诊后,鉴别 1 型、2 型糖尿病患儿,以制订胰岛素治疗措施,如可能是 2 型糖尿病的患儿给予口服降糖药,胰岛细胞自身抗体阳性的患儿立即给予胰岛素治疗。目前,检测胰岛细胞自身抗体对监测病情仍无临床实际意义,多在研究方案中出现。

三、临床检测建议

美国临床生物化学学会(National Academy of Clinical Biochemistry, NACB)建议:①胰岛细胞自身抗体检测推荐用于筛选希望捐献部分胰腺给 1 型糖尿病终末期患者的非糖尿病家庭成员;②胰岛自身抗体检测不推荐用于糖尿病诊断,标准化的胰岛细胞自身抗体试验可用于成人糖尿病患者分类、出生后 HLA 分型 1 型糖尿病遗传高风险儿童预后研究;③目前不推荐在 2 型糖尿病患者中进行胰岛自身抗体筛查,但标准化的胰岛自身抗体检测技术可用于研究 2 型糖尿病患者再次治疗失败的可能机制;④目前不推荐在 1 型糖尿病患者亲属及正常人群中筛查胰岛自身抗体,标准化的胰岛自身抗体检测技术仅用于预后临床研究;⑤在具有质量控制系统的、经认证的实验室检测胰岛细胞自身抗体,并且参加能力验证活动。

第四节　血清脂类测定

临床血脂测定时,要特别重视试剂的合理选择和应用,并且应使测定结果符合一定要求,达到所规定的技术目标。此外,还要注意基质效应对测定结果的影响。所选择的测定方法应具有良好的精密度与准确度、灵敏度和检测范围,特异性好,试剂稳定等特点。

一、总胆固醇测定

(一)生理与生物化学

人体胆固醇除来自食物以外,还可在体内合成,提供内源性胆固醇的90%。胆固醇的主要功能有:胆固醇是所有细胞膜和亚细胞器膜上的重要组成成分;是胆汁酸的唯一前体;是所有类固醇激素,包括性腺和肾上腺激素的前体等。血浆胆固醇在 LDL 中最多,其次是 HDL 和 VLDL,CM 中最少。血浆胆固醇包括胆固醇酯和游离胆固醇,分别约占70%与30%。两者合称为 TC,换句话说,TC 是指血液中各脂蛋白所含胆固醇之总和。

(二)检测方法

血清 TC 测定一般可分为化学法和酶法两大类。化学法一般包括抽提、皂化、毛地黄皂苷沉淀纯化和显色比色4个阶段。其中省去毛地黄皂苷沉淀纯化步骤的化学抽提法——ALBK 法为目前国际上通用的参考方法。国内由卫生部北京老年医学研究所生化室建立的高效液相层析法也推荐作为我国 TC 测定的参考方法。化学法曾在很长一段时间在临床常规使用,但由于操作复杂,干扰因素多,现多已不用,而由酶法代替。

目前建议酶法如胆固醇氧化酶-过氧化物酶-4-氨基安替比林和酚法(CHOD-PAP 法)作为临床实验室测定血清 TC 的常规方法。此法快速准确,标本用量小,适合在自动生化分析仪上做批量测定。

TC 测定一般采用静脉血,分离血清或血浆(EDTA 抗凝)后进行测定;特殊情况如体检筛查时也可用末梢血(指血)。对于 TC 测定,建议不精密度≤3%,不准确度为±3%,总误差≤9%。酶法测定血清 TC 的其他方法性能:①显色剂用酚时,TC 为 5.17 mmol/L 时的吸亮度 $A_{500 nm}$ 为 0.30～0.35,故 $A_{500 nm}=0.005$

时的 TC 浓度约为 0.08 mmol/L。②血清与酶试剂用量之比为 1:100 时,测定上限为13 mmol/L,过高地提高血清用量的比例,会使测定上限降低。③血清中多种非胆固醇甾醇(正常人血清中约占 TC 的 1%)会不同程度地与本试剂显色。④血红蛋白高于 2 g/L 会引起正干扰,胆红素>0.1 g/L(100 μmol/L)时有明显负干扰。血中抗坏血酸与甲基多巴浓度高于治疗水平时也使结果偏低。⑤在 37 ℃反应到达终点时间 37 ℃不应超过 5 分钟。

(三)参考区间

成人 2.85~6.22 mmol/L(110~240 mg/dL)。我国新近修订的《中国成人血脂异常防治指南》TC 切点的制订与美国国家胆固醇教育计划成人治疗专家组第 3 次报告中的标准基本一致,TC<5.18 mmol/L(200 mg/dL)为合适水平,5.18~6.18 mmol/L(200~239 mg/dL)为边缘升高,≥6.22 mmol/L(240 mg/dL)为升高。临床上以往习惯以 TC≥6.5 mmol/L(250 mg/dL)为高胆固醇血症,≥7.8 mmol/L(300 mg/dL)视为严重的高胆固醇血症。

(四)临床意义

影响 TC 水平的主要因素如下。①年龄与性别:TC 水平常随年龄而上升,但到 70 岁后不再上升甚或有所下降,中青年期女性低于男性,女性绝经后 TC 水平较同年龄男性高。②饮食习惯:长期高胆固醇、高饱和脂肪酸摄入可造成 TC 升高。③遗传因素:与脂蛋白代谢相关酶或受体基因发生突变是引起 TC 显著升高的主要原因。

高胆固醇血症和 AS 的发生有密切关系,已通过动物实验、人体动脉粥样斑块的组织病理学和化学研究、临床上 AS 患者的血脂检查、遗传性高脂血症易早发冠心病、流行病学研究、干预性预防治疗试验的结果等研究证实。因此认为胆固醇是 AS 的重要危险因素之一。常用作 AS 预防、发病估计、治疗观察等的参考指标。我国的队列研究表明血清 TC(或 LDL-C)升高是冠心病和缺血性脑卒中的独立危险因素之一,人群中约 10%的缺血性心血管病发病可归因于血清 TC 升高[TC≥5.7 mmol/L(220 mg/dL)]。

TC 升高可见于各种高脂蛋白血症、梗阻性黄疸、肾病综合征、甲状腺功能低下、慢性肾衰竭、糖尿病等时。此外,吸烟、饮酒、紧张、血液浓缩等也都可使 TC 升高。妊娠末 3 个月时,可能明显升高,产后恢复原有水平。TC 降低可见于各种脂蛋白缺陷状态、肝硬化、恶性肿瘤、营养不良、巨细胞性贫血等。此外,在女性月经期也可降低。

二、甘油三酯测定

(一)生理与生物化学

甘油三酯又称中性脂肪,其首要功能是为细胞代谢提供能量。血浆中的甘油酯 $90\%\sim95\%$ 是甘油三酯。除甘油三酯外,还存在甘油二酯、甘油一酯(二者总和不足甘油三酯的 3%)和游离甘油[约 0.11 mmol/L(10 mg/dL)]。饮食中脂肪被消化吸收后,以甘油三酯形式形成 CM 循环于血液中,CM 中的 80% 以上为甘油三酯。血中 CM 的半寿期仅为 $10\sim15$ 分钟,进食后 12 小时正常人血中几乎没有 CM,甘油三酯恢复至原有水平。临床上所测定的甘油三酯是血浆中各脂蛋白所含甘油三酯的总和。甘油三酯水平与种族、年龄、性别以及生活习惯(如饮食、运动等)有关。我国人的甘油三酯水平显著低于欧美白人。应注意甘油三酯水平的个体内与个体间变异都比 TC 大,人群调查数据比较分散,呈明显的正偏态分布。

(二)检测方法

血清中的甘油三酯含量测定,从方法学上大致可分为化学法和酶法两类。目前尚无公认的甘油三酯测定的参考方法,二氯甲烷-硅酸-变色酸法是美国疾病预防控制中心测定甘油三酯采用的参考方法。用二氧甲烷抽提甘油三酯,同时以硅酸处理去除 PL、游离甘油、甘油一酯和部分甘油二酯,然后经过皂化、氧化、变色酸显色等步骤测定。此法测定值与游离甘油之和可能与决定性方法的总甘油相近。酶法测定血清甘油三酯的主要优点是操作简便,适合自动分析,线性范围较宽,并且灵敏、精密、相对特异性亦较好,因而目前几乎所有临床实验室均采用此法作为甘油三酯测定的常规方法。

目前建议甘油磷酸氧化酶-过氧化物酶-4-氨基安替比林和酚法(GPO-PAP法)作为临床实验室测定血清甘油三酯的常规方法。

本法为一步 GPO-PAP 法,缺点是结果中包括游离甘油(FG)。为去除 FG 的干扰,可用外空白法(同时用不含 LPL 的酶试剂测定 FG 作空白)和内空白法(两步法,双试剂法—将 LPL 和4-AAP组成试剂 2,其余部分为试剂 1)。一般临床实验室可采用一步 GPO-PAP 法,有条件的实验室(如三级以上医院)应考虑开展游离甘油的测定或采用两步酶法。

对于甘油三酯测定,建议不精密度 $\leqslant5\%$,不准确度为 $\pm5\%$,总误差 $\leqslant15\%$。酶法测定血清甘油三酯的其他方法性能:①灵敏度为甘油三酯 2 mmol/L 甘油三酯时 $A_{500\,nm}\geqslant0.2$。②线性至少应达 11.3 mmol/L。③LPL 除能水解甘油三酯外,还能水解甘油一酯和甘油二酯(血清中后两者约占甘油三酯的 3%),亦被计算在甘油三酯中,实际上测定的是总甘油酯。④干扰因素与 TC 测定类同,胆红素>100 μmol/L 或抗坏血酸>170 μmol/L 时出现负干扰。血红蛋白的干扰是复杂的,它本身的红色会引起正干扰。溶血后,红细胞中的磷酸酶可水解磷酸甘油产生负干扰。当 Hb<1 g/L 时反映为负干扰;> 1 g/L 时反映出正干扰,但 Hb≤2 g/L 时干扰不显著,明显溶血标本不宜作为甘油三酯测定。血中抗坏血酸与甲基多巴浓度高于治疗水平时也使结果偏低。⑤酶法测定血清甘油三酯在 37 ℃反应到达终点时间,37 ℃不应超过 8 分钟。血清 FG 对甘油三酯测定结果的影响一直是临床十分关注的问题。国外资料显示,正常人体血清 FG 含量为 0.06~0.22 mmol/L,占总甘油三酯的 6%~14%。国内的研究结果与此相近,我国正常人血清 FG 水平平均约为 0.08 mmol/L(0.02~0.33 mmol/L),约占总甘油三酯的 7.19%(0.81%~21.64%)。虽然临床标本中 FG 显著升高者很少见,本法比较适合各级医院的实验室开展甘油三酯测定,测定结果也基本上能反映体内的甘油三酯水平,但有些异常或病理情况下如应激反应(肾上腺素激活 LPL 促进体内脂肪水解),剧烈运动,服用含甘油的药物如硝酸甘油,静脉输入含甘油的营养液,肝素治疗,某些严重的糖尿病、肝病与肾病,取血器材或试管塞上带有甘油等时,可见血清 FG 显著升高,并给临床决策带来误导。因此,实验室报告甘油三酯测定结果时应注明是"未去 FG 的值",这将有助于临床医师对结果的正确理解。必要时,或是临床医师要求时,可采取测定"真"甘油三酯的方法减少其影响:一种是同时测定总甘油和 FG,两个结果的差值反映了真甘油三酯浓度(外空白法),另一种是用上文所述的两步酶法直接测定甘油三酯(内空白法)。前者国内外应用较少,后者国外(如日本)使用较多,国内目前已有许多临床实验室开展。

(三)参考区间

成人 0.45~1.69 mmol/L(40~150 mg/dL)。由于种族、饮食等的差异,各国的分类水平也不尽相同。如荷兰认为理想的甘油三酯浓度<1.1 mmol/L,在 1.1~4.0 mmol/L 范围内冠心病发生的危险增加,>4.0 mmol/L 危险下降,极度升高则患胰腺炎危险高度增加。土耳其的研究表明甘油三酯中等程度升高(即 1.6~2.5 mmol/L)时冠心病危险增加。我国新近修订的《中国成人血脂异常防治指南》中甘油三酯 <1.69 mmol/L(150 mg/dL)为合适水平;1.69~2.25 mmol/L(150~199 mg/dL)为边缘性升高;≥2.26 mmol/L(200 mg/dL)为升高。美国国家胆固醇教育计划成人治疗专家组第 3 次报告强调甘油三酯水平

在高脂血症防治中的重要性,将血清甘油三酯分为 4 个水平:≥5.64 mmol/L(500 mg/dL)为极高,2.26～5.63 mmol/L(200～499 mg/dL)为升高,1.69～2.25 mmol/L(150～199 mg/dL)为边缘性升高,<1.69 mmol/L(150 mg/dL)为合适。

(四)临床意义

甘油三酯水平也受遗传和环境因素的双重影响。与 TC 不同,同一个体的甘油三酯水平受饮食和不同时间等因素的影响较大,所以同一个体在多次测定时,甘油三酯值可能有较大差异。测定血清甘油三酯水平主要用于了解机体内甘油三酯代谢状况、高甘油三酯血症诊断和评价冠心病危险、代谢综合征的诊断及应用 Friedewald 公式计算 LDL-C 水平等 4 方面目的。其中应用 Friedewald 公式计算 LDL-C 有 3 个前提条件,结果的可靠性也受甘油三酯浓度的影响,随着直接检测 LDL-C 的方法逐渐成熟,该公式应用越来越少。

甘油三酯升高可见于家族性高甘油三酯血症、家族性混合性高脂血症、冠心病、动脉粥样硬化、糖尿病、肾病综合征、甲状腺功能减退、胆道梗阻、糖原累积症、妊娠、口服避孕药、酗酒、急性胰腺炎。人群调查资料表明,血清甘油三酯水平轻至中度升高者患冠心病的危险性增加。当甘油三酯重度升高[>1 000 mg/dL(11.3 mmol/L)]时,常可伴发急性胰腺炎。

高甘油三酯血症是否为冠心病的独立危险因素?对于这一问题,以往学术界存在争议。一些研究发现,在单因素分析中,甘油三酯水平上升与冠心病危险呈正相关。甘油三酯升高常伴随高密度脂蛋白胆固醇(HDL-C)降低,经多因素分析修正 HDL-C 等其他危险因素后,甘油三酯与冠心病危险的相关性在许多情况下会减弱或消失。但近些年许多大规模流行病学和前瞻性研究分析显示,高甘油三酯也是冠心病的独立危险因素,提示一些 TRLs 被认为是致 AS 因素,甘油三酯和 HDL-C 一样,成为冠心病防治的目标之一。虽然继发性或遗传性因素可升高甘油三酯水平,但临床中大部分血清甘油三酯升高见于代谢综合征。鉴于甘油三酯和冠心病之间的关系,有必要对甘油三酯水平高低做出分类,为临床诊断治疗提供依据。

甘油三酯降低可见于慢性阻塞性肺疾患、脑梗死、甲状腺功能亢进、甲状旁腺功能亢进、营养不良、吸收不良综合征、先天性 α-β 脂蛋白血症等。还可见于过度饥饿、运动等。

三、磷脂测定

(一)生理与生物化学

PL 并非单一的化合物,而是含有磷酸基和多种脂质的一类物质的总称。血清 PL 包括:①卵磷脂(60%)和溶血卵磷脂(2%~10%)。②磷脂酰乙醇胺等(2%)。③鞘磷脂(20%)。磷脂在肝脏合成最活跃,主要由胆汁和肠分泌,自粪便中排出。PL 是脂肪代谢的中间产物,在血液中并非独立存在,而是与其他脂质一起参与脂蛋白的形成和代谢。另外,PL 也是构成和维持细胞膜成分和功能的重要物质。

(二)检测方法

血清 PL 定量方法包括测定无机磷化学法和酶法两大类。化学测定法包括抽提分离,灰化,显色,比色三个阶段。酶测定法可分别利用磷脂酶 A、B、C、D 等4 种酶作用,加水分解,测定其产物,对磷脂进行定量,一般多采用磷脂酶 D 法。

酶法检测血浆 PL 的原理:磷脂酶 D 因特异性不高,可作用于含有卵磷脂、溶血卵磷脂和鞘磷脂以及胆碱的磷脂(这三种 PL 约占血清总磷脂的 95%),释放出胆碱,胆碱在胆碱氧化酶作用下生成甜菜碱和 H_2O_2、在过氧化物酶作用下,H_2O_2、4-AAP、酚发生反应生成红色醌亚胺化合物,其颜色深浅与这三种磷脂的含量成正比。该法快速准确,便于自动化仪器进行批量检测。

推荐采用液体双试剂,高特异性酶促反应,反应能迅速达终点,使用简便,可直接用于自动生化分析仪。以早晨空腹 12 小时采血为宜,在 4 ℃分离血清(浆)尽快测定。如不能及时进行测定可 4 ℃放置3 天,−20 ℃放置半年。技术要求:具有较好准确度和精密度,批内批间均一性好($CV < 3\%$);线性范围:0~1 000 mg/dL;稳定性好,不受胆红素、抗坏血酸、血红素、葡萄糖、尿酸及各类抗凝剂的干扰。

(三)参考区间

化学(消化)法和酶法:1.3~3.2 mmol/L(以脂计)。

(四)临床意义

血清 PL 与胆固醇密切相关,正常人胆固醇/磷脂比值平均为 0.94,两者多呈平行变动,高胆固醇血症时也常有高磷脂血症,但 PL 的增高可能落后于胆固醇;甘油三酯增高时 PL 也会增高。

血清 PL 增高常见于胆汁淤滞(可能与富含磷脂成分的脂蛋白-X 增高有

关）、原发性胆汁淤积性肝硬化、高脂血症、卵磷脂-胆固醇酰基转移酶缺乏症、甲状腺功能减退、特发性高血压、肝硬化、脂肪肝、糖尿病肾损害、肾病综合征等。急性感染性发热、特发性低色素性贫血、甲状腺功能亢进、营养障碍、磷脂合成低下等时血清 PL 会下降。另外，PL 及其主要成分的检测，对未成熟儿（胎儿）继发性呼吸窘迫症出现的诊断有重要意义。

四、脂肪酸测定

（一）生理与生物化学

临床上将 C10 以上的脂肪酸称为游离脂肪酸（FFA）或非酯化脂肪酸。正常血清中含有油酸（C18：1）占 54%，软脂酸（C16：1）占 34%，硬脂酸（C18：1）占 6%，是其主要的 FFA。另外还有月桂酸（C12：0）、肉豆蔻酸（C14：0）和花生四烯酸（C20：1）等含量很少的脂肪酸。与其他脂质比较，FFA 在血中浓度很低，其含量水平极易受脂代谢、糖代谢和内分泌功能等因素影响，血中 FFA 半寿期为 1~2 分钟，极短。血清中的 FFA 是与清蛋白结合进行运输，属于一种极简单的脂蛋白。

（二）检测方法

测定血清 FFA 法有滴定法、比色法、原子分光亮度法、高效液相层析法和酶法等。

前四种方法为非酶法测定，其中前三种方法准确性差，高效液相层析法仪器太昂贵，不便于批量操作。现一般多以酶法测定（主要用脂肪酶测定），可分别测定产物乙酰 CoA、AMP 或辅酶 A（CoA），进行定量。酶法测定结果准确可靠快速，易于批量检测。

FFA 测定必须注意各种影响因素，以早晨空腹安静状态下采血为宜，在 4 ℃ 分离血清尽快测定。因为血中有各种脂肪酶存在，极易也极快速使血中甘油三酯和磷脂的酯型脂肪酸分解成非酯化的 FFA，使血中 FFA 值上升。贮存的标本仅限于 24 小时内，若保存 3 天，其值约升高 30%，使结果不准确。此时标本应冷冻保存。肝素可使 FFA 升高，故不可在肝素治疗时（后）采血，也不可用肝素抗凝血作 FFA 测定。

（三）参考区间

滴定法、亮度法、酶法：成人 400~900 μmol/L（各实验室应建立自己的参考范围）。儿童及肥胖成人稍高。

(四)临床意义

正常时血清 FFA 含量极微,因为血中 FFA 水平容易受各种因素(如饥饿、运动及情绪激动等)的影响而变动,所以不能凭一次检测结果作诊断,要对 FFA 的水平做连续的动态观测。FFA 增高主要见于:①糖尿病(未治疗)、甲状腺功能亢进。②肢端肥大症、库欣病、肥胖等。③重症肝疾患、褐色细胞瘤,急性胰腺炎等。④注射肾上腺素或去甲肾上腺素及生长激素,任何疾病影响血中激素水平者均对 FFA 有影响。⑤一些药物如咖啡因、磺胺丁脲、乙醇、肝素、烟碱、避孕药等。

FFA 降低主要见于:①甲状腺功能减低,垂体功能减低。②胰岛瘤,艾迪生病等。③使用阿司匹林(乙酰水杨酸)、氯贝丁酯(安妥明)、烟酸及普萘洛尔(心得安)等药物。

五、过氧化脂质测定

(一)生理与生物化学

机体通过酶系统和非酶系统产生氧自由基,后者能攻击生物膜中的多不饱和脂肪酸(polyunsaturated fatty acid,PUFA)引发脂质过氧化作用。过氧化脂质(lipid peroxide,LPO)是指作为脂质成分的 PUFA 在酶和 Fe^{2+} 等触酶的存在下,结合了分子态氧而形成的过氧化脂质。LPO 活性高,反应性强,易造成细胞和组织的氧化伤害,引起各种有关的疾病。因其与动脉硬化、老年化及肝脏损伤有关,已引起人们的关注。

(二)检测方法

了解体内 LPO 的最常用的方法是检测脂质过氧化作用的产物。脂质过氧化反应可形成丙二醛(MDA)、乙烷、共轭二烯、荧光产物及其能产生化学荧光的产物。如果这引起产物含量增多,就反映机体内脂质过氧化反应增强。临床上通常测定 MDA 的量反映机体内脂质过氧化的程度,间接地反映出细胞受损的程度。常用方法为硫代巴比妥酸比色法:原理是过氧化脂质中的 MDA 可与硫代巴比妥酸缩合,形成红色化合物。后者在 532 nm 处有极大吸收峰,可用分光亮度法进行定量测定。

注意事项:①比色时液体如发现混浊,可置 37 ℃ 片刻,变清后再行比色。②溶血标本不宜做此实验,因血红蛋白使 MDA 检测结果偏高。③若患者为高脂血症或者为严重脂血标本时,可在操作时加入适量无水乙醇处理样本。

本法操作简便、重复性好,是最常见测定 MDA 的方法。本法的线性范围在 $5.0\sim20$ mmol/L,回收率较低,为 $60\%\sim80\%$。但本反应缺乏特异性,测定结果以 MDA 的相对含量表示,影响因素较多。

(三)参考区间

荧光法:$2\sim4$ μmol/L;比色法:男性$(4.14\pm0.78)\mu$mol/L,女性$(3.97\pm0.77)\mu$mol/L。

(四)临床意义

血浆(清)LPO 水平有随年龄增高而增加的趋势,但 60 岁后又有降低的趋势;男性高于女性,此为生理性改变。LPO 病理性增高见于:①动脉硬化、脑梗死、心肌梗死和高脂血症。②急性肝炎、慢性肝炎活动期、脂肪肝、肝硬化等肝脏疾病。③慢性肾炎和肾功能不全。④糖尿病。⑤恶性肿瘤等。此外,MDA 的测定常常和超氧化物歧化酶的测定互相配合,超氧化物歧化酶活力的高低间接反映了机体清除自由基的能力,而 MDA 的高低又间接反映了机体细胞受自由基攻击的严重程度。

第五节　载脂蛋白测定

一、载脂蛋白 A I、B 的测定

(一)生理与生物化学

载脂蛋白(apo)A I 是 HDL 的主要载脂蛋白(占其蛋白质成分的 $65\%\sim75\%$),其他脂蛋白中 apoA I 极少。apoA I 主要由肝和小肠合成,是组织液中浓度最高的载脂蛋白,在血浆中半寿期为 45 天。正常情况下,每一个 LDL、IDL、极低密度脂蛋白和 Lp(a)颗粒中均含有一分子 apoB,其中 LDL 颗粒占绝大多数,大约 90%的apoB 分布在 LDL 中。apoB 有 apoB48 和 apoB100 两种,前者主要存于 CM 中,后者主要存在 LDL 中。除特殊说明外,临床常规测定的 apoB 通常指的是 apoB100。

(二)检测方法

apoA I、apoB 检测基本上都基于免疫化学原理。早期的 apoA I、apoB 测定多采用 EIA、RID 和 RIA 等,这些方法的操作都比较复杂,难以自动化,前两者还消耗大量抗血清,现已很少使用。后来发展的方法包括 ELISA、ITA 和 INA 等,这些方法的特点是抗血清用量小,可实现自动化,尤其是 ITA 法和 INA 法,适合于大量样本的分析,是目前 apoAⅠ、apoB 常规检测的主要方法。ITA 法和 INA 法的基本原理是血清中的 apoAⅠ、apoB 与试剂中的抗 apoAⅠ、apoB 抗体结合,在合适的条件下形成不溶性免疫复合物,使反应液混浊,测定透射光或散射光的强度以检测反应液混浊程度,浊度高低反映血清中 apoAⅠ、apoB 的含量。

检测所用校准血清必须准确定值,应对照次级参考血清,以试剂盒所制备的试剂和符合要求的抗血清作靶值转移,使采用该试剂盒及其校准物时,其准确性可溯源于国际参考物质及次级参考血清。WHO-IFCC 已有国际参考物质,SP1-01 为冻干混合人血清,apoAⅠ定值为 (1.50 ± 0.08) g/L;SP3-07 为液态混合人血清,apoB 定值为 (1.22 ± 0.02) g/L。

推荐用液体双试剂,液体试剂未开封的试剂盒在 2～8 ℃应至少稳定 6 个月,开封后应至少可保存 1 个月。可根据自动分析仪反应进程曲线确定读取终点时间,一般以 8～10 分钟为宜。采用多点定标(5～7 点),用 log-logit 转换[非线性 Logit-log3P(4P)]或 $Y=AX^3+BX^2+CX+D$ 3 次方程回归等方式进行曲线拟合制作剂量-响应曲线计算血清样本中 apoAⅠ/apoB 含量。质控血清应至少包括有参考范围内水平和病理异常水平的两个值。

检测方法的技术目标主要包括以下方面:①不精密度与不准确度均应分别不大于 3%、5%。②灵敏度检测下限至少为 0.5 g/L。③可检测上限,线性至少不低于 2.0 g/L。④特异性,回收率应为 90%～110%,基本不受其他脂蛋白的干扰。⑤干扰因素,甘油三酯<5.65 mmol/L、胆红素<513 μmol/L、Hb<5 g/L 时,对测定结果基本无干扰。

(三)参考区间

成人 apoAⅠ为 1.20～1.60 g/L。Framingham 提出以 1.20 g/L 为临界值,大致相当于男性的第 25 百分位点和女性的第 5 百分位点,低于这个值的患者比高于 1.60 g/L 的患者有易患冠心病的倾向(1996 年)。成人 apoB 为 0.80～1.20 g/L。Framingham 提出以 1.20 g/L 为临界值,大致相当于男性的第 75 百分位点和女性的第 80 百分位点,大于此值患者要比低于 1.00 g/L 的患者有易患冠心病的倾向(1996 年)。apo AⅠ/B 比值:1.0～2.0(计算法)

（四）临床意义

apoAⅠ降低主要见于Ⅰ、Ⅱa型高脂血症、冠心病、脑血管病、感染、血液透析、慢性肾炎、吸烟、糖尿病、药物治疗、胆汁郁积阻塞、慢性肝炎、肝硬化等。apoAⅠ降低是冠心病危险因素。家族性高甘油三酯血症患者HDL-C往往偏低，但apoAⅠ不一定低，不增加冠心病危险；但家族性混合型高脂血症患者apoAⅠ与HDL-C却会轻度下降，冠心病危险性高。此外，apoAⅠ缺乏症（如Tangier病）、家族性低α脂蛋白血症、鱼眼病等血清中apoAⅠ与HDL-C极低。apoAⅠ升高主要见于妊娠、雌激素疗法、锻炼、饮酒。

apoB升高主要见于冠心病、Ⅱa、Ⅱb型高脂血症、脑血管病、糖尿病、妊娠、胆汁梗阻、脂肪肝、吸烟、血液透析、肾病综合征、慢性肾炎等。流行病学与临床研究已确认，apoB增高是冠心病危险因素。多数临床研究指出，apoB是各项血脂指标中较好的AS标志物。冠心病、高apoB血症的药物干预实验结果表明，降低apoB可以减少冠心病发病及促进粥样斑块的消退。apoB降低主要见于Ⅰ型高脂血症、雌激素疗法、肝病、肝硬化、锻炼、药物疗法及感染等。

apoAⅠ/B比值随年龄增长而增长，比值与AS有关，比值加大，心血管疾病危险性加大。apoAⅠ/B比值<1.0时对评估冠心病的危险性较TC、甘油三酯、HDL-C和LDL-C更重要。

二、脂蛋白(a)

（一）生理与生物化学

Lp(a)中特殊的抗原成分apo(a)具有高度多态性，apo(a)多态性的来源可能与糖化的程度及其分子多肽键中所含的含Kringle 4-2(K4-2)拷贝数3～40个不等数目有关，后者是主要的原因。所形成的apo(a)多态表型按检测方法灵敏度可分为11～34种不等，分子量250～800 kD。血清Lp(a)浓度主要由基因控制，不受性别、年龄、体重、适度体育锻炼和降胆固醇药物的影响。apo(a)分子大小与血浆中Lp(a)的浓度通常成反比，后者主要决定于apo(a)的生成率，高分子量表型的血清Lp(a)水平低，反之则高。研究发现apo(a)与纤溶酶原(plasminogen，PLG)具有高度同源性，因而许多学者认为Lp(a)在AS和血栓形成两者之间起一个桥梁作用，认为Lp(a)不仅是AS的危险因素，而且可能与纤溶系统有关。

（二）检测方法

目前尚无公认的血清Lp(a)测定的参考方法。早期检测Lp(a)多用电泳法，

观察 β 和前 β 脂蛋白之间是否出现额外的 Lp(a) 区带，但此法灵敏度低，多用于定性检测。随后相继研制开发出一些直接测定 Lp(a) 的免疫化学检测法，如单向免疫扩散法（Radial immunodiffusion，RID）、电免疫测定法（Electroimmuno-assay，EIA）、放射免疫测定法（Radioimmunoassay，RIA）、酶联免疫吸附试验（enzymelinked immunoadsordent assay，ELISA）、免疫浊度法［包括免疫散射比浊法（immunonephelometry，INA）和免疫透射比浊法（immunoturbidimetry，ITA）］等。RID 法与 EID 法因操作简便，不需特殊设备，仍有一些基层单位实验室采用，但缺点是灵敏度低。RIA 法的缺点是操作复杂，有放射性核素污染。国内临床实验室最常用的方法为 ELISA 法与免疫浊度法。

目前建议免疫浊度法作为临床实验室测定血清 Lp(a) 的常规方法，试剂所用抗体应为多克隆抗体［抗 Lp(a) 抗体］或混合数株识别 apo(a) 上不同抗原位点的单克隆抗体。测定原理是血清中 Lp(a)［或 apo(a)］与试剂中特异性抗 Lp(a) 多克隆抗体［或抗 apo(a) 单克隆抗体］相结合，形成不溶性免疫复合物，使反应液产生混浊，浊度高低反映血清样本中 Lp(a) 含量，通过 Lp(a) 校准血清所作的剂量-响应曲线计算血清样本中 Lp(a) 含量。首选免疫透射比浊法（immunotur-bidimetry，ITA）法，其次为免疫散射比浊法（immunonephelometry，INA）。这类方法的优点是快速简便、精密度高、易于自动化、适于大批量标本的同时检测。缺点是抗体用量大（为 ELISA 的数倍），对抗体要求高（应具有高特异性、高滴度和高亲和力），颗粒大小不同的 Lp(a) 会产生不一致的光散射与光吸收，而且受标本中的基质的影响较明显。其中 INA 法分速率法和终点法二类，需要专门仪器（散射比浊仪或一些特种蛋白仪，如 Beckman Array 型、Dade Behring BN 100 型等）与专用配套试剂，测定成本较高。ITA 法可用一般半自动、全自动生化分析仪，更易被常规分析所采用。由于大多数生化自动分析仪要求检测反应在 10 分钟内完成，所以对所用试剂要求较高，其必须有高活性的抗血清和合适的反应体系。粒子强化免疫测定（PEIA）法采用聚苯乙烯微粒交联抗 apo(a) 抗体，此种特异性胶乳颗粒与血清中 Lp(a) 结合后聚集增大，通过检测透过光的变化，即可进行定量。此法灵敏度较普通 ITA 法大为提高，且可以减少 apo(a) 多态性对 Lp(a) 测定值的影响。但胶乳的选择、胶乳与抗体的结合直接影响测定的精密度与试剂的稳定性。

推荐用液体双试剂，液体试剂未开封的试剂盒在 2～8 ℃应至少稳定 6 个月，开封后应至少可保存 1 个月。可根据自动分析仪反应进程曲线确定读取终点时间，一般以 8～10 分钟为宜。采用多点定标（5～7 点），用 Log-logit 转换［非线性 Logit-log3P(4P)]或 $Y = AX^3 + BX^2 + CX + D$ 3 次方程回归等方式进行曲线拟合制作剂量-响应曲线计算血清 Lp(a)含量。质控血清应至少包括有参考范围内水平和病理异常水平的两个值。

检测方法的技术目标如下。①不精密度与不准确度：应分别不大于 4%、10%。②灵敏度：检测下限至少为至少为 5 mg/L。③可检测上限：至少应达 800 mg/L。④特异性：回收率应为 90%～110%，基本不受其他脂蛋白的干扰。⑤干扰因素：甘油三酯 <5.65 mmol/L、胆红素<513 μmol/L、Hb<5 g/L 时，对测定结果基本无干扰。

(三)参考区间

Lp(a)浓度的个体差异大，人群中呈偏态分布，低者为不能检测(定性为阴性，定量测定为零)，高者为显著高值(可达 1 000 mg/L 以上)。一般以 300 mg/L 以上作为病理性增高。对同一个体而言，Lp(a)值极其恒定，新生儿血清 Lp(a)约为成人的 1/10，出生后 6 个月已达成人水平。Framingham 子代研究(1996 年)结果显示，56%受试者血浆 Lp(a)浓度为 0～100 mg/L，女性 Lp(a)水平显著高于男性。平均值男性为(200±193)mg/L(中位数为 130 g/L)，女性为(214±195)mg/L(中位数为 150 mg/L)。各种方法测定 Lp(a)所得参考范围大致相近，目前国内外所采用的判断标准基本相同。一般认为 300 mg/L 为临界水平，大于 300 mg/L 以上作为病理性增高。虽然世界卫生组织(WHO)-国际临床化学联合会(IFCC)以 nmol/L 作为血清 Lp(a)的质量单位，但目前商品试剂盒仍以 Lp(a)mg/L 表示。

(四)临床意义

血清 Lp(a)浓度主要与遗传有关，基本不受性别、年龄、体重、适度体育锻炼和降胆固醇药物的影响。Lp(a)升高见于急性时相反应如急性心肌梗死，外科手术，急性风湿性关节炎，妊娠等。在排除各种应激性升高的情况下，Lp(a)被认为是 AS 性心脑血管病及周围动脉硬化的一项独立的危险因素。高 Lp(a)伴 LDL-C 增加的冠心病患者心肌梗死发生危险性显著高于 LDL-C 正常者。冠状动脉搭桥手术或冠脉介入治疗后，高 Lp(a)易引起血管再狭窄。此外，Lp(a)增高还可见于终末期肾病、肾病综合征、1 型糖尿病、糖尿病肾病、妊娠和服用生长激素等，此外接受血透析、腹腔透析、肾移植等时 Lp(a)都有可能升高。

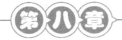

病毒学检验

第一节　甲型肝炎病毒检验

甲型肝炎病毒（hepatitis A virus，HAV）曾称为小 RNA 病毒科肠道病毒 72 型，后因分子生物学研究发现该病毒明显有别于肠道病毒属，故 1991 年建立了一个独立的新属，即肝 RNA 病毒属，是该科中唯一的一个属。

一、生物学性状

（一）形态结构

甲型肝炎病毒呈球形，直径为 27～32 nm，无包膜，衣壳蛋白呈二十面体立体对称。电镜下可见 2 种病毒颗粒：实心颗粒为成熟的病毒颗粒，由衣壳蛋白和 RNA 基因组构成；空心颗粒不含核酸，仅含衣壳蛋白。HAV 只有一个血清型。

（二）基因组

HAV 基因组是单股正链 RNA，全长约 7.5 kb，由 5′非编码区（5′NCR）、开放读码框架（ORF）、3′NCR 及 polyA 尾组成。5′NCR 核酸序列高度保守，是 HAV 基因组的起始区，在 HAV 基因组的翻译过程中具有重要作用。ORF 分为 P1、P2 和 P3 三个功能区：P1 编码由 VP1、VP2 和 VP3 多肽组成的衣壳蛋白，具有 HAV 抗原性，可刺激机体产生特异中和抗体；P2 和 P3 区编码多种非结构蛋白，其中 3B 蛋白为病毒基因组连接蛋白，与病毒基因组的 5′端结合，具有启动病毒 RNA 复制的作用，3C 蛋白为蛋白酶，将多聚蛋白进行剪切加工成为具有功能的结构和非结构蛋白，3D 蛋白是依赖 RNA 的 RNA 多聚酶。3′NCR 位于编码区之后，后接 poly A 尾，与病毒 RNA 的稳定性有关。

(三)培养特性

人类、黑猩猩、绒猴、猕猴、恒河猴等灵长类动物对 HAV 易感。体外分离培养细胞系统包括多种原代及传代细胞株,如 Vero 细胞、人胚肾细胞、传代猴肾细胞、人成纤维细胞和人肝癌细胞等。初代培养生长缓慢,且一般不引起细胞病变。

(四)抵抗力

本病毒抵抗力强,耐酸碱(pH 2.0～10)、耐乙醚、耐热,HAV 经 pH 1.0 作用 2 小时,或 60 ℃加热 4 小时后仍具有感染性,在水源、海水及水产品中可存活数天至数月;对紫外线敏感,85 ℃加热 5 分钟可完全灭活,70％乙醇能迅速灭活。HAV 能抵抗 2％～5％来苏和 200 ppm 的有效氯达 1 小时以上,因此处理常规饮用水和甲型病毒性肝炎患者的排泄物时应予特别重视。

二、致病性

HAV 主要通过粪-口途径传播,引起急性病毒性肝炎,传染源为患者或隐性感染者。HAV 由患者粪便排出体外,经污染食物、水源、海产品及食具等传播而引起暴发或散发流行,潜伏期 15～45 天,发病较急,一般不转为慢性,也无携带者,除重症肝炎外,多数患者预后良好。HAV 患者潜伏末期及急性期的粪便具有传染性。HAV 感染的临床表现可以从急性无黄疸型肝炎至急性重症肝炎。好发年龄段为5～30 岁,临床表现与患者年龄、感染的病毒量有关,一般年龄越小症状越轻,3 岁以下多为隐性感染或无黄疸型肝炎,随着年龄增长症状加重,成年人多表现为急性黄疸型肝炎。HAV 感染后,机体在急性期和恢复早期出现抗 HAV IgM 抗体,在恢复后期出现抗 HAV IgG 抗体并维持终身,对 HAV 的再感染有免疫防御作用。

三、微生物学检验

HAV 虽可在培养细胞中增殖,但不引起明显的细胞病变,难以判定病毒是否增殖,故实验室诊断一般不用病原体的分离培养,而是以血清学检查、病毒的抗原和核酸检测为主。

(一)标本采集

检测粪便中 HAV 抗原应在发病前 2 周或出现症状后数天内采集,儿童粪便排病毒的时间较长。血清 4 ℃下保存 3 周或－70 ℃保存 6 个月抗体水平仍然稳定,但反复冻融可使抗体滴度下降。肝活检组织标本可用于免疫荧光或电镜检测 HAV 病毒颗粒。唾液和胆汁标本可用于检测抗 HAV 抗体。

(二)形态学检查

粪便标本中病毒含量较低且干扰因素多,直接电镜观察 HAV 难以在临床上常规开展。可采用免疫电镜检测患者潜伏后期或发病早期的粪便上清液,与高效价的 HAV 特异性抗体相互作用,观察所形成的病毒—抗体免疫聚集物。

(三)免疫学检测

1.抗体检测抗

HAV IgM 出现早、消失快,是甲型病毒性肝炎早期诊断最可靠的血清学指标,目前常用 IgM 抗体捕捉 ELISA 法检测。ELISA 或其他方法检测患者发病早期和恢复期血清中抗 HAV IgG 或总抗体的变化,有助于 HAV 感染的流行病学调查,了解个体的既往感染或 HAV 疫苗接种后的效果。

2.抗原检测

可采用 ELISA 检测 HAV 抗原,如用硝基纤维素膜作为非特异性抗原捕获的高效同相载体进行NV-ELISA 检测,可提高检测的灵敏度。

(四)分子生物学检测

可提取标本中的 HAV RNA 进行核酸分子杂交,或采用 RT-PCR 检测病毒 RNA。

第二节 乙型肝炎病毒检验

一、生物学特性

(一)形态结构

在乙型肝炎病毒(hepatitis B virus,HBV)感染患者的血液中,可见到 3 种不同形态与大小的 HBV 颗粒。

1.大球形颗粒

大球形颗粒又称 Dane 颗粒,是完整的感染性病毒颗粒,呈球形,直径为42 nm,具有双层衣壳。外衣壳相当于一般病毒的包膜,由脂质双层与蛋白质组成,镶嵌有乙肝病毒表面抗原(hepatitis B surface antigen,HBsAg)和少量前S抗原。病毒内衣壳是直径为 27 nm 核心结构,其表面是乙肝病毒核心抗原(hepatitis B surface antigen,HBcAg),核心内部含有 DNA 及 DNA 聚合酶。用酶或去垢剂作用后,可暴露出乙肝病毒 e 抗原(hepatitis B e antigen,HBeAg)。血液中检出 Dane 颗粒标志着肝内病毒复制活跃。

2.小球形颗粒

小球形颗粒是乙型肝炎患者血清中常见的颗粒,其直径为 22 nm,成分为 HBsAg 和少量前 S 抗原,不含 HBV DNA 和 DNA 聚合酶,无感染性,由组装 Dane 颗粒时产生的过剩病毒衣壳装配而成。

3.管形颗粒

成分与小球形颗粒相同,直径为 22 nm,长为 100～700 nm,由小球形颗粒连接而成。

(二)基因组

HBV 基因组是不完全闭合环状双链 DNA,长链即负链,完全闭合,具有固定的长度,约含 3 200 bp,其 5′端有一短肽;而短链即正链,呈半环状,长度可变,其 5′端有一寡核苷酸帽状结构,可作为合成正链 DNA 的引物。长链和短链的 5′端的黏性末端互补,使 HBV 基因组 DNA 形成部分环形结构。在正、负链的 5′端的互补区两侧有 11 个核苷酸(5′TTCACCTCTGC3′)构成的直接重复序列(direct repeat,DR)DR1 和 DR2,其中 DR1 在负链,DR2 在正链。DR 区在 HBV 复制中起重要作用。

HBV DNA 长链含有 S、C、P 与 X 4 个 ORFs,包含 HBV 的全部遗传信息,且 ORF 相互重叠,无内含子。S 基因区含有 3 个不同的起始密码 S、preS1、preS2 区,分别编码小蛋白(或主蛋白)、PreS1 蛋白、PreS2 蛋白。小蛋白是 HBsAg 的主要成分,小蛋白与 PreS2 蛋白组成中蛋白,中蛋白与 PreS1 蛋白组成大蛋白,中蛋白及大蛋白主要存在于病毒颗粒中,暴露于管形颗粒的表面。C 区可分为 C 基因和 preC 基因,分别编码核心抗原和 e 抗原。P 区基因最长,与 S、C 及 X 区均有重叠,编码病毒的 DNA 多聚酶,该酶具有依赖 DNA 的 DNA 多聚酶、依赖 RNA 的 DNA 多聚酶、逆转录酶和 RNase H 活性。X 区是最小的 ORF,编码的蛋白称为 X 蛋白(hepatitis B X antigen,HBxAg),也具有抗原性。

(三)培养特性

HBV 感染宿主具有种属特异性,局限于人、黑猩猩、恒河猴等高级灵长类动物。迄今,黑猩猩仍然是评价 HBV 疫苗预防和药物治疗效果的可靠动物模型。

HBV 的细胞培养系统包括人原代肝细胞、肝癌细胞及 HBV 转染的细胞系,尤其是 HBV 转染系统,对于抗 HBV 药物的筛选、疫苗制备及 HBV 致病机制的研究等具有重要的作用。

(四)抵抗力

HBV 对外界抵抗力相当强,能耐受低温、干燥和紫外线,70%乙醇等一般消毒剂不能灭活。病毒在 30～32 ℃可存活至少 6 个月,在－20 ℃可存活 15 年。能灭活 HBV 的常用方法包括:121 ℃高压灭菌15 分钟,160 ℃干烤 1 小时,100 ℃煮沸 10 分钟,以及 0.5%过氧乙酸、3%漂白粉溶液、5%次氯酸钠和环氧乙烷等的直接处理。

二、致病性

HBV 是乙型病毒性肝炎的病原体。全球 HBV 感染者达 3 亿以上,其中我国占 1 亿左右,每年新感染病例 5 000 万,死亡 100 万。我国流行的 HBV 血清型主要是 adw1 和 adw2,少数为 ayw3;基因型主要为 C 型和 B 型。

HBV 主要经血和血制品、母婴、破损的皮肤黏膜及性接触侵入机体,传染源包括无症状 HBsAg 携带者和患者。乙型病毒性肝炎患者潜伏期、急性期和慢性活动期的血液均有传染性,尤其是无症状 HBsAg 携带者,不易被发现,造成传播的危害性更大。HBV 感染的潜伏期较长(6～16 周),80%～90%的患者呈隐性感染,少数呈显性感染,其中绝大多数患者在 6 个月内清除病毒而自限,但仍有5%～10%的感染者成为持续感染或者慢性感染。部分 HBV 持续感染者可衍变为原发性肝癌。

HBV 的传播途径主要有三类。

(一)血液、血制品等传播

HBV 可经输血与血制品、注射、外科及牙科手术、针刺等使污染血液进入人体。医院内污染的器械(如牙科、妇产科器械)亦可导致医院内传播。

(二)接触传播

与有 HBV 传染性患者共用剃须刀、牙刷、漱口杯等均可引起 HBV 感染。通过唾液也可能传播。性行为,尤其男性同性恋也可传播 HBV。但尿液、鼻液和汗液传播的可能性很小。

(三)母婴传播

母婴传播包括母体子宫内感染、围生期感染和产后密切接触感染三种,其中主要是围生期感染,即分娩前后15 天及分娩过程中的感染。HBsAg 携带者母亲传播给胎儿的机会为 5%,通过宫内感染的胎儿存在病毒血症及肝内病毒复制,但不产生抗体。围生期新生儿感染者,由于免疫耐受,85%~90%可能成为无症状 HBsAg 携带者。

三、微生物学检验

(一)标本采集

HBV 病原学检测是诊断乙型病毒性肝炎的金标准。应按照标准操作规范进行标本的采集、运送与处理。免疫学检测标本可采集血清或血浆,肝素抗凝血或严重溶血标本偶尔导致假阳性,应注意避免。标本应于 24 小时内分离血清或血浆,5 天内检测者,存于 2~8 ℃,5 天后检测者应存于 -20 ℃或 -70 ℃。核酸检测标本应在标本采集后 6 小时内处理,24 小时内检测,否则存放于 -70 ℃。血清标本适用于 PCR,如果采用血浆,其抗凝剂应为枸橼酸盐或者 EDTA,因为肝素可与 DNA 结合,从而干扰 Taq DNA 聚合酶作用,导致 PCR 假阴性。

经过处理的标本或者未分离的血液标本,如果能在 24 小时内送达,则可在室温下运送。HBV 具有高度感染性,在标本的采集和运送时务必加以充分防护。

(二)免疫学检测

由于电子显微镜检查难以在临床常规开展,故 HBV 感染一般不采用该类方法进行。免疫学方法检测 HBV 标志物是临床最常用的 HBV 感染的病原学诊断方法。HBV 具有三个抗原抗体系统,HBsAg 与抗-HBs、HBeAg 与抗-HBe、抗 HBc,由于 HBcAg 在血液中难以测出,故临床进行的免疫学检测不包括 HBcAg,抗 HBc 又分为抗-HBcIgM、抗-HBcIgG。ELISA 是临床应用最广泛的方法,常用夹心法、间接法或竞争法 ELISA。HBV 抗原与抗体的免疫学标志与临床关系较为复杂,必须对几项指标综合分析,方有助于临床诊断。

1.HBsAg 和抗-HBs

HBsAg 是 HBV 感染后第一个出现的血清学标志物,也是诊断乙型肝炎的重要指标之一。HBsAg 阳性见于急性肝炎、慢性肝炎或无症状携带者。急性肝炎恢复后,一般在 1~4 个月内 HBsAg 消失,持续 6 个月以上则认为转为慢性肝炎。无症状 HBsAg 携带者是指肝功能正常者的乙肝患者,虽然肝组织已病变但无临床症状。在急性感染恢复期可检出抗-HBs,一般是在 HBsAg 从血清消失后发生抗-HBs 血清阳转。从 HBsAg 消失到抗-HBs 出现的这段间隔期,称为核心窗口期,此期可以短至数天或长达数月。此时,抗-HBc IgM 是 HBV 感染的唯一的血清学标志物。抗-HBs 是一种中和抗体,是乙肝痊愈的一个重要标志。

抗-HBs 对同型病毒的再感染具有保护作用,可持续数年。抗-HBs 出现是 HBsAg 疫苗免疫成功的标志。

2.HBeAg 和抗-HBe

HBeAg 是一种可溶性抗原,是 HBV 复制及血清具有传染性的指标,在潜伏期与 HBsAg 同时或在 HBsAg 出现稍后数天就可在血清中检出。HBeAg 持续存在时间一般不超过 10 周,如超过则提示感染转为慢性化。抗-HBe 出现于 HBeAg 阴转后,其出现比抗-HBs 晚但消失早。HBeAg 阴转一般表示病毒复制水平降低,传染性下降,病变趋于静止。

3.HBcAg 和抗-HBc

HBcAg 存在 HBV 的核心部分以及受染的肝细胞核内,是 HBV 存在和复制活跃的直接指标。血液中的 HBcAg 量微,不易检测到,但 HBcAg 抗原性强,在 HBV 感染早期即可刺激机体产生抗-HBc,较抗-HBs 的出现早得多,早期以 IgM 为主,随后产生 IgG 型抗体。常以抗-HBc IgM 作为急性 HBV 感染的指标,但慢性乙肝患者也可持续低效价阳性,尤其是病变活动时。急性感染恢复期和慢性持续性感染以 IgG 型抗-HBc 为主,可持续存在数年。抗-HBc 不是保护性抗体,不能中和乙肝病毒。

(三)分子生物学检测

血清中存在 HBV DNA 是诊断 HBV 感染最直接的证据,可用定性的核酸杂交法、定量分支 DNA(branched DNA,bDNA)杂交法、定性 PCR 法、荧光定量 PCR 法检测。核酸杂交技术可直接检测血清中的 HBV DNA。HBV DNA 检测可作为 HBsAg 阴性 HBV 感染者的诊断手段,也有助于 HBV 感染者传染性大小的判断、HBV 基因变异研究以及抗病毒药物临床疗效的评价等。但是 HBV DNA 阳性及其定量检测的拷贝数目多少并不与肝脏病理损害程度呈相关关系,故不能用 HBV DNA 的多少判定病情程度。

第三节　人乳头瘤病毒检验

人乳头瘤病毒(human papilloma virus,HPV)是乳多空病毒科、乳头瘤病毒属的一个种。引起人皮肤、黏膜不同程度的增生性病变,临床表现为良性疣或乳头状瘤,HPV 也是尖锐湿疣(condyloma acminatum,CA)的病原体。另外,某些型别的 HPV 可使组织发生癌变,引起子宫颈癌、口腔鳞状细胞癌、皮肤癌、肛门癌等。

一、生物学特性

(一)形态结构

病毒呈球形,直径为 52~55 nm,20 面体对称,核衣壳由 72 个壳微粒组成,无包膜。

(二)基因组结构与功能

病毒基因组为双链环状 DNA,以共价闭合的超螺旋结构、开放的环状结构、线性分子 3 种形式存在。长约 8 kb,分为三个区段。

1.早期区(E 区)

大小约占 4 kb,含有 8 个 ORF,依次为 E_6、E_7、E_1、(E_8)、E_2、E_4、(E_3)、E_5。E 区与 DNA 复制、转录调节和细胞转化有关,各基因的功能如下:E_1 参与 DNA 复制,HPV 的 DNA 复制除 E_1 外,还与 E_2、E_6、E_7 有关;E_2 涉及病毒 DNA 转录的反式激活机制;E_4 编码胞质蛋白,可能在病毒成熟中起作用;E_5、E_6、E_7 与细胞转化有关。当 HPV DNA 整合到宿主细胞基因组中时,常使 E_2 丧失转录调节功能,引起转化蛋白 E_6、E_7 的过度表达。HPV 高危型别的 E_6、E_7 区的癌蛋白可与特异性的细胞蛋白结合,如 E_6 可与细胞内抑癌基因产物 p53 蛋白结合、E_7 可与抑癌基因产物 Rb 蛋白结合。结合后使之失活,干扰其抑制细胞分裂与增长的作用,引起细胞增殖周期紊乱,诱发突变、损伤细胞 DNA,使正常细胞转变为恶性细胞,最终导致肿瘤的产生。

2.晚期区(L 区)

约 3 kb,有 2 个 ORF,编码病毒衣壳结构蛋白,包括主要衣壳蛋白 L_1 和次要衣壳蛋白 L_2。L_1 是主要的种特异性抗原,L_2 是型特异性抗原。

3.上游调节区(upstream regulatory region,URR 区)

上游调节区又叫长控制区(long controlregion,LCR)或非编码区(noncoding region,NCR),URR 区是 HPV 基因组中变异较大的一个区段,在不同的型别之间存在差异。长约 1 kb,无编码能力,含有一系列调节因子。

(三)病毒复制

复制周期较长。HPV 的主要特点是它的宿主范围极窄,病毒的复制与上皮细胞的分化阶段相关,复制周期受细胞分化状态限制。HPV 基因组含多个启动子,在不同的感染细胞内 RNA 有不同的拼接方式。此外,HPV 基因组是断裂基因,含有内含子和外显子,在 mRNA 的转录后加工过程中,可产生多种不同的 mRNA。HPV 的复制方式独特,皮肤中只有基底层细胞可以分裂增殖,基底层细胞可以向表皮层分化为棘细胞、颗粒细胞、角质层细胞。病毒 DNA 在基底干细胞内呈静息状态,在上皮棘细胞内表达病毒的早期基因,在上皮颗粒细胞的核内表达病毒的晚期基因、合成病毒的结构蛋白,完整的 HPV 病毒体只在终末分化的角质层细胞核内生长。即 HPV DNA 的复制、衣壳蛋白的合成与装配分别在上皮不同的细胞层内进行,所以人乳头瘤病毒不能在体外细胞培养中增殖。

(四)其他

根据 HPV DNA 的同源性分为型或亚型,目前已发现 60 多个型别,仍有新型陆续发现。若 DNA 同源性小于 50%,则被认为是不同的型;若 DNA 同源性大于 50%,但限制性内切酶片段不同的称为亚型。HPV 具有高度的宿主和组织特异性,对人的皮肤和黏膜上皮细胞具有特殊的亲嗜性,在易感细胞核内增殖形成核内嗜酸性包涵体,使感染细胞转变为空泡细胞。HPV 不能在实验动物中增殖,组织培养也未成功。

二、致病性

人是 HPV 的唯一宿主,传染源主要是患者和病毒携带者。大多通过直接接触感染者的病变部位或间接接触 HPV 污染的物品而感染,而生殖器的 HPV 感染主要通过性交传播,少数也可经污染的内裤、浴盆、浴巾、便盆而间接受染。新生儿出生时,可经带病毒的产道感染而患喉部乳头瘤。病变主要发生在喉黏膜和声带,偶可延伸到气管、支气管。HPV 感染人的皮肤黏膜,主要引起各种疣状损害,无病毒血症。HPV 型别不同,引起的病变不同。跖疣和寻常疣主要由 HPV_1、HPV_2、HPV_4 型引起;HPV_7 型与屠夫寻常疣有关,病变多发生在手上;HPV_3、HPV_{10} 型主要引起皮肤扁平疣,病变常见于面部和手背;而 HPV_{16}、HPV_{18} 型主要感染子宫颈,因机体免疫力降低、局部长期慢性刺激等,病毒基因组可整合到宿主细胞染色体上,与子宫颈癌的发生有密切关系,被认为是与恶性转化有关的高危型别。另外,HPV_{33} 型、HPV_{31} 型也可引起子宫颈癌;尖锐湿疣多由 HPV_6 型、HPV_{11} 型引起,因其很少引起浸润性癌,故被认为是低危型别。其中 HPV_{11} 型多见于男性同性恋患者。此外,还发现口腔黏膜白斑与 HPV_{16} 型、HPV_{11} 型感染有关;口腔鳞状细胞癌与 HPV_{16} 型感染有关。

尖锐湿疣又名生殖器疣,是一种性传播疾病,与生殖器的增生性黏膜损害有关。近年来发病率持续增长,仅次于淋病,位居第二。其中 HPV_6、HPV_{11}、HPV_{16}、HPV_{18} 型最常见,且易于复发。潜伏期数周到数月,平均约 3 个月。尖锐湿疣临床表现为生殖器、会阴和肛门部位上皮乳头瘤样增生,多发生在温暖湿润的部位。若生殖道存在其他感染,如阴道滴虫、梅毒、淋病等,则更易发生尖锐湿疣。HIV 感染或妊娠时,因机体免疫力下降,可加重 HPV 感染。尖锐湿疣形态多样,初发为淡红色小丘疹,但可迅速增大,融合成一片。由于局部湿热和慢性刺激,皮疹迅速增大,形成乳头状或菜花状增殖。一般疣体柔软,多充满血管。当疣体表面粗糙、发生破溃感染时可有恶臭。男性好发于阴茎的冠状沟、包皮系带、龟头等处。男性同性恋者常见于肛门及直肠,其肛门疣的发病率是阴茎疣的 7 倍。女性好发于阴唇、阴蒂、外阴、阴道、子宫颈等部位。

三、微生物学检验

依据典型的临床表现即可诊断。但肉眼观察的生殖道损害与组织学检查结果约有 10% 不符合。对男性患者,尖锐湿疣需与扁平湿疣、传染性软疣等鉴别;而女性宫颈组织的 HPV 感染常可导致异型性扁平疣,用醋酸白试验或阴道镜检查,特别是将两者结合起来,将有助于诊断。

(一)标本采集

根据病变部位,采集相应的病损组织用不同的方法做检测。

(二)形态学检查

1.醋酸白试验

醋酸白试验可检测临床表现不明显或不典型的 HPV 感染。用棉拭子蘸 5% 醋酸涂敷于可疑的病变皮肤上,1 分钟后即可观察到病变局部表皮变粗糙,并出现白色丘疹或白斑。如果是肛周皮损则变白时间要更长些,需观察 15 分钟左右,使用放大镜检查会看得更清楚。醋酸白试验检测 HPV 感染较为敏感,但因这是一种非特异性检查方法,故有假阳性。

2.细胞学检查

女性宫颈 HPV 感染,可做宫颈细胞刮片,作 Papanicolaou 染色,空泡细胞、双核细胞及角化不全细胞等是 HPV 感染的特征性细胞学改变。此法简便易行。

3.组织病理学检查

所有生殖道异型性病损均应做组织病理学检查,这是确诊尖锐湿疣及排除肿瘤的最佳方法。病变组织制成切片经 HE 染色后,若发现尖锐湿疣的组织病理学改变,即可诊断。

(三)免疫学检测

临床表现不典型者除应做组织病理学检查外,也可用免疫组化方法检测病变组织中的 HPV 抗原。

(四)分子生物学检测

因 HPV 不能体外培养,目前主要采用基因检测法鉴定,是实验室最常用的检查 HPV 感染的方法,它既可对 HPV 感染进行确诊,又能对 HPV 进行分型。主要的方法有斑点杂交法(可检测 50 个 HPV 基因组拷贝)、原位杂交法(每个细胞中含 10～15 个病毒基因拷贝才可检测到)、DNA 印迹法(最可靠的诊断方法)及聚合酶链反应。其中聚合酶链反应法可检查 HPV DNA 片段含量很少的标本,而且标本来源不受限制,操作简便、省时,特异性高,是最敏感的检测方法,但易出现假阳性。

第四节　风疹病毒检验

风疹病毒(rubella virus,RUV)为披膜病毒科风疹病毒属的唯一成员,只有一个血清型;是风疹(也称德国麻疹)的病原体,也是第一个被证明具有致畸性的病毒。

一、生物学特性

(一)形态结构

风疹病毒呈不规则球形,直径为 50～70 nm,病毒体内含一直径约为 30 nm 的核心,外被双层包膜,包膜表面嵌有具有凝血和溶血活性的刺突。

(二)基因组

病毒核酸为单股正链 RNA,全长约 9.7 kb,含 2 个 ORF。5′端的 ORF1 编码 2 个非结构蛋白,参与病毒的复制。3′端 ORF2 编码 3 种结构蛋白,分别是衣壳蛋白 C 和胞膜糖蛋白 E1、E2,均为病毒的主要蛋白抗原;E1 和 E2 共同构成病毒胞膜表面的刺突。

（三）培养特性

风疹病毒能在人羊膜细胞、兔或猴肾细胞等多种培养细胞中增殖，并在某些细胞中引起细胞病变。

（四）抵抗力

该病毒对乙醚等脂溶剂敏感，不耐热，紫外线可使其灭活。

二、致病性

人类是风疹病毒的唯一自然宿主，风疹病毒感染分为先天和后天两种。后天感染即是通常说的风疹。病毒主要通过飞沫传播。人群普遍对风疹病毒易感，但以儿童最多见。病毒经呼吸道黏膜侵入机体，在颈部淋巴结增殖，约 7 天后入血并扩散至全身，引起风疹。主要表现为低热、咽痛，面部出现红疹并逐渐延及全身，同时伴有耳后和枕下淋巴结肿大。成人症状一般较重，除皮疹外还可出现关节炎、血小板减少性紫癜，少数严重者发生疹后脑炎或脑脊髓膜炎。

风疹病毒还可发生垂直传播，即先天感染，是常见的先天致畸病毒之一。妊娠早期孕妇感染后，风疹病毒可经过胎盘感染胎儿，特别是妊娠前 3 个月感染，胎儿感染的风险可高至 90%。病毒在胎儿的器官细胞中增殖，虽不破坏这些细胞，但能使其生长速度减慢，导致出生时器官细胞数少于正常婴儿，形成严重的畸形和功能障碍，包括血管缺陷、白内障、耳聋、先天性心脏病、智力低下等，即先天性风疹综合征（congenital rubella syndrome，CRS），亦可导致流产或死胎等。CRS 可以表现为畸形和非畸形，有即发和迟发、暂时和永久性损害的不同表现。

风疹病毒感染后机体能获得牢固的免疫力，因此对儿童和育龄妇女有计划地接种风疹疫苗，对于优生优育有重要意义。

三、微生物学检验

妊娠早期检测风疹病毒的感染对于减少畸形儿非常重要，已成为我国孕妇围生期优生检测的常规指标。

（一）病毒分离培养

采集咽拭子、外周血单核细胞、新生儿血浆或尿液，接种 Vero 细胞后，通过观察 CPE、电镜检查病毒颗粒或用抗体检测病毒抗原确证，该法可鉴定风疹病毒，但耗时长，且不敏感，故不作为诊断的常规方法。

（二）免疫学检测

目前主要采用 ELISA、血凝抑制试验、乳胶凝集试验、免疫荧光抗体实验、血凝抑制试验等检测血清中的 IgG 或 IgM 抗体,或检测胎儿绒毛膜中的病毒抗原。

(三)分子生物学检测

利用 RT-PCR、核酸杂交等方法检测羊水或绒毛尿囊膜中病毒的 RNA,其中 RT-PCR 具有快速、灵敏度高和特异性强的特点,适用于 RV 感染的快速和早期诊断,也可用于大样本的初筛。

第五节　狂犬病病毒检验

狂犬病病毒属于弹状病毒科的狂犬病病毒属,是人和动物狂犬病的病原,主要在动物中传播,人因被带病毒的动物咬伤或破损的皮肤黏膜接触含病毒的材料而感染。狂犬病是由动物传播的 100% 致死性的传染病,目前在全球范围广泛存在,估计每年造成约 55 000 人死亡。2007 年,世界卫生组织、世界动物卫生组织等将每年的 9 月 28 日定为"世界狂犬病日"。中国是全球第二大狂犬病国家,近年来每年有超过 3 000 人死于狂犬病,疫情形势日益严峻,我国传染病防治法将其列为乙类传染病。

一、生物学特性

(一)形态结构

狂犬病病毒形态类似子弹状,一端圆尖,另一端平坦或稍凹,长 100～300 nm,直径为 75 nm。病毒颗粒内部是螺旋对称的核衣壳,由病毒 RNA、核蛋白(N 蛋白)多聚酶 L 及蛋白 P 组成;核衣壳外包裹着由脂质双层包膜,包膜内层有基质蛋白(M 蛋白),表面有呈六角形突起的糖蛋白(G 蛋白)刺突。

(二)基因组

病毒基因组为单负链 RNA,长约 12 kb,编码 5 种结构蛋白,从 3′端到 5′端依次为编码核蛋白 N、磷蛋白 P、包膜基质蛋白 M、糖蛋白 G、RNA 依赖性的 RNA 聚合酶 L 蛋白的基因。病毒 RNA 与核蛋白 N 紧密结合形成核糖核蛋白(RNP),可保护病毒核酸不被核酸酶降解,同时也为病毒基因的复制、转录提供结构基础;N 蛋白还具有病毒属的特异性,能够以 RNP 的形式诱导机体产生保护性细胞免疫。L 蛋白和其辅助因子蛋白 P(旧称 M1 蛋白)是病毒基因转录、复制所必需的活性蛋白。包膜外的刺突糖蛋白 G 为三聚体,具有亲嗜神经细胞的特性,可识别易感细胞膜上特定的病毒受体,与病毒的血凝性、感染性和毒力有关;此外,G 蛋白还有型特异性的抗原决定簇,并可诱导机体产生中和抗体。

(三)分类

近年来将狂犬病及狂犬病相关病毒分为 6 个血清型。血清 Ⅰ 型是典型病毒标准株,其余 5 型为狂犬病相关病毒。根据感染性强弱,狂犬病病毒还可分为野毒株和固定毒株。将从自然感染的人或动物体内直接分离的病毒称为野毒株或街毒株,将野毒株接种于动物,其潜伏期长,致病力强。野毒株在家兔脑内连续传代后对家兔感的潜伏期逐渐缩短,50 代后从最初的 2~4 周逐渐缩短为 4~6 天,再继续传代则潜伏期不再缩短,这种狂犬病病毒叫固定毒株。野毒株脑内接种的潜伏期长,能在唾液腺中繁殖,各种途径感染后均可致病;固定毒株潜伏期短,在唾液腺中不能繁殖,脑内接种可引起动物瘫痪,脑外注射不发病。因固定毒株致病力减弱,但保留了抗原性,能产生保护性抗体,故可用于制备狂犬病疫苗。

(四)培养特性

狂犬病病毒可在鸡胚细胞、地鼠肾细胞、犬肾细胞、人二倍体细胞等多种细胞中增殖。该病毒有较强的嗜神经组织性,在患病动物或人的中枢神经细胞(主要是大脑海马同的锥体细胞)中增殖时,可以胞浆内形成一个或数个、圆形或卵圆形、直径 20~30 nm 的嗜酸性包涵体,即内基小体,为狂犬病病毒感染所特有的,具有诊断价值。

(五)抵抗力

狂犬病病毒抵抗力不强。对紫外线、日光、干燥及热等敏感,100 ℃ 2 分钟或 56% 30 分钟即被灭活,但脑组织中的病毒在室温或 4 ℃ 以下可保持感染性 1~2 周,冷冻干燥可存活数年。强酸、强碱、甲醛、乙醇、碘酒、氧化剂、肥皂水、去污剂等也可灭活病毒。

二、致病性

狂犬病病毒能引起多种家畜和野生动物的自然感染,如犬、猫、猪、牛、羊、狼、狐狸、松鼠等。人对该病毒普遍易感,主要通过患病或带毒动物的咬伤、抓伤和密切接触感染。在发展中国家传染源主要是患病或带病毒的犬,其次是猫和狼,而在发达国家则以野生动物为主,如狐狸、吸血蝙蝠、臭鼬、浣熊等。

狂犬病病毒属于嗜神经病毒,通过伤口或与黏膜表面直接接触进入体内,但不能穿过没有损伤的皮肤。病毒侵入后或是在非神经组织内复制,或是直接进入周围神经,并通过逆向轴浆流动到达中枢神经系统。根据侵入的病毒量和侵入部位,潜伏期2周到6年不等(平均2～3个月);一般侵入部位越靠近中枢神经系统,潜伏期就可能越短。病毒在局部小量增殖后,沿传入神经向心扩展到脊髓前背根部神经,经脊髓入脑,主要侵犯脑干、小脑的神经细胞,在神经节与中枢大量繁殖并引起损伤,随后再沿传出神经向全身扩散,到达唾液腺、泪腺、眼角膜、鼻黏膜、心肌、肺和肝等处。患者因迷走神经核、舌咽神经核、舌下神经核受损,引起呼吸肌、舌咽肌痉挛,出现呼吸和吞咽困难;因刺激交感神经,引起唾液大量分泌和大汗;因延髓、脊髓受损导致瘫痪,最终因脑实质损伤患者出现呼吸、循环衰竭而死亡。狂犬病现在无有效的治疗方法,一旦发病,病死率接近100%,是目前已知的传染病中病死率最高的。

狂犬病主要临床表现都与病毒引起的脑脊髓脊神经根炎有关,典型的临床经过分为前驱期、兴奋期及麻痹期3期。前驱期症状有低热、乏力、恶心、头疼等一般症状,特征性的表现是原伤口部位有麻木、疼痛、发痒、蚁走感等异样感觉。兴奋期患者神经兴奋性增高,狂躁不安、肌张力增加,多神志清楚;恐水是本病重要特点,患者饮水、见水、闻水声,甚至听到"水"字均可致咽喉肌痉挛,故又称恐水病;此外,风、光、声、触动等轻微刺激均可诱发痉挛;患者吞咽困难,无法饮水、进食,异常恐惧,心率增快、血压升高,大汗、大量流涎。麻痹期痉挛停止,出现各种瘫痪、昏迷,很快因呼吸、循环衰竭而死亡。

狂犬病暴露者是指被可疑动物咬伤、抓伤、舔舐皮肤或黏膜的所有人员。暴露后应视情节尽早开始预防措施,包括立即用水、肥皂、碘酊或乙醇等彻底清洗伤口至少15分钟;用狂犬病病毒灭活疫苗进行全程免疫(一般免疫后7～10天产生中和抗体,但免疫力只能维持1年左右);如果咬伤严重,则应联合使用抗狂犬患者免疫球蛋白进行被动免疫。

三、微生物学检验

人被犬或其他动物咬伤后,应检查动物是否患狂犬病。一般不宜立即杀死可疑动物,应将其捕获、隔离观察,若7～10天动物不发病,一般认为动物未患狂犬病或咬人时唾液中无狂犬病病毒;若7～10天内发病,即将其杀死,采集标本检测病毒。所有潜在感染的材料均应在BSL-2或BSL-3实验室进行,动物试验应在 BSL-3 实验室中进行。

(一)形态检测

显微镜直接检查死亡患者或病犬脑组织内基小体即可确诊。

(二)病毒分离培养

取患者唾液样本、泪液、脑脊液或其他生物体液样本进行细胞培养,通过检测病毒抗原做出诊断。也可将标本处理后接种新生乳鼠脑内,若其在 6~10 天中出现痉挛、麻痹等症状,在动物脑组织中镜检找到内基小体可确诊。此法因需时较长,不能为临床提供早期诊断,故应用受限。

(三)免疫学检测

1.抗原检查

免疫荧光法、免疫酶法或斑点免疫结合法(DIA)检测患者唾液或鼻咽洗液涂片、角膜印片、皮肤切片(含毛束)或脑组织涂片中的病毒抗原。

2.抗体检测

可用中和试验、补体结合试验、血凝抑制试验、免疫荧光技术、ELISA 等方法检测抗体,其中中和试验是以灭活的病毒抗原检测狂犬病病毒中和抗体(主要是 G 蛋白抗体),重复性好、特异、稳定,多用于评价狂犬病疫苗的免疫效果。

(四)分子生物学检测

狂犬病病毒 RNA 可在唾液、脑脊液、泪液、皮肤活检样本和尿等样本中检出。由于病毒排出的间歇性,应对液体样本(如唾液和尿)进行连续检测。现多用 RT-PCR 法检测标本中狂犬病病毒 RNA 中核衣壳(N)序列。

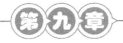

细菌学检验

第一节　弯曲菌检验

弯曲菌属(Campylobacter)是一类呈逗点状或 S 形的革兰氏阴性杆菌,广泛分布于动物界,其中有些可引起动物和人类的腹泻、胃肠炎和肠道外感染。目前弯曲菌共有 18 个种和亚种,对人致病主要有空肠弯曲菌(C.jejuni)、大肠弯曲菌(C.coli)及胎儿弯曲菌(C.fetus)。

一、生物学特性

本属细菌为革兰氏阴性无芽孢的弯曲短杆菌,大小为$(0.2\sim0.8)\,\mu m\times(0.5\sim5)\,\mu m$,不易染色,菌体弯曲呈 S 状或海鸥展翅状等,一端或两端各有一根鞭毛,运动活泼,暗视野显微镜下呈"投标样"运动。

本属细菌为微需氧菌,多氧或无氧环境下均不生长,最适生长环境是含 5% O_2、10% CO_2、85% N_2 的微氧环境;培养温度通常取决于所需要分离的菌株,在不同温度下培养基的选择性也不同,通常绝大多数实验室用 42 ℃作为初始分离温度,这一温度对空肠弯曲菌、大肠弯曲菌的生长有利,相反其他菌株在37 ℃生长良好。营养要求高,普通培养基不生长,选择性培养基大多含有抗生素(主要为头孢哌酮),以抑制肠道正常菌群。常用培养基有含血的 Skirrow 培养基、头孢哌酮-万古霉素-两性霉素琼脂培养基(CVA)和不含血的碳-头孢哌酮-去氧胆酸盐(CCDA)、碳基选择性培养基(CSM)和半固体动力培养基等。弯曲菌在同一培养基上可出现两种菌落,一种为灰白、湿润、扁平边缘不整齐的蔓延生长的菌落;另一种为半透明、圆形、凸起、有光泽的小菌落,陈旧菌落可因产生色素而变红。

本菌有菌体(O)抗原、热不稳定抗原和鞭毛（H）抗原,前两种抗原是弯曲菌分型的依据。

二、致病物质与所致疾病

弯曲菌属具有黏附定居和入侵上皮细胞的能力,通过产生的肠毒素、细胞毒素和内毒素等多种毒力因子致病,病变部位通常在空肠、回肠,也可蔓延至结肠。

弯曲菌广泛分布于动物界,常定居于人和动物的肠道内,通过粪便污染环境。传播途径主要为食物和水,传播方式多为经口传播,食用未煮熟的鸡、饮用未经处理的水和未经消毒的牛奶均可引起弯曲菌肠炎的发生。

空肠弯曲菌空肠亚种是弯曲菌属中最重要也是最常见的致病菌(占弯曲菌腹泻的 $80\%\sim90\%$),腹泻是空肠弯曲菌感染最常见的临床表现,先为水样便,每天 $3\sim20$ 次,以后转为黏液脓血样便,甚至黑便或肉眼血便。除腹泻外,大多数患者有发热、腹痛、恶心和不适等症状。临床症状可在 1 周内消退,但多达 20% 的患者,其症状可持续 $1\sim3$ 周,恢复期的患者粪便中还可带菌 2 周到 1 月。除肠炎外,近年来也出现了空肠弯曲菌继发关节炎、败血症、脑膜炎和格林巴利综合征(Guillain-barre syndrome,GBS)。格林巴利综合征是外周神经的急性脱髓鞘性疾病,血清学和培养资料表明,$20\%\sim40\%$ 的格林巴利综合征患者在其神经症状出现前 $1\sim3$ 周都曾有过空肠弯曲菌感染。GBS 患者分离到的空肠弯曲菌大都具有特殊的血清型 O19,可与人体的神经组织发生交叉免疫反应而致病。

胎儿弯曲菌主要引起肠外感染,其中胎儿亚种为主要的人类致病菌,可致人类菌血症、心内膜炎、血栓性静脉炎、活动性关节炎、脑膜炎、心包炎、肺部感染、胸膜炎、腹膜炎、胆囊炎等。

三、微生物学检验

(一)标本采集

采集粪便、肛拭子及剩余食物等标本并立即送检,或将标本接种于卡-布运送培养基中送检;对于高热和脑膜炎患者,可于用药前抽取静脉血或脑脊液,注入布氏肉汤中送检。

(二)直接显微镜检查

1.悬滴法动力检查
显微镜下观察有无螺旋状或投标样运动,脑脊液标本经离心沉淀后再制成悬滴标本检查。

2.染色标本检查

取新鲜粪便或脑脊液离心沉淀物涂片、革兰氏染色,查找革兰氏阴性、弯曲呈 S 状或螺旋状杆菌。鞭毛染色见一端或两端单根鞭毛。

(三)分离培养

可将标本直接接种于选择性培养基上,也可将标本过滤后培养。将一层孔径 0.45～0.65 μm 的滤膜放于不含抗生素的 CCDA 或 CSM 培养基上,滴加 10～15 滴标本悬液于滤膜上,由于弯曲菌有动力可穿过滤膜,将平板置于 37 ℃孵育 1 小时,除去滤膜,平板置于 37 ℃微需氧环境中继续培养,必要时给予一定浓度的氢气。弯曲菌形成的菌落为灰色、扁平、表面湿润、圆形凸起、边缘不规则、常沿穿刺线蔓延生长的菌落,在血平板上不溶血。本属细菌在布氏肉汤中呈均匀混浊生长。培养时需注意气体环境和适合的温度,空肠弯曲菌最适的温度为 42～43 ℃,胎儿弯曲菌在 42 ℃不生长。

(四)鉴定

弯曲菌属的主要特征:革兰氏阴性小杆菌,呈弧形、S 形、"海鸥形"或螺旋形,微需氧,氧化酶和触酶阳性,还原硝酸盐为亚硝酸盐,不分解和不发酵各种糖类,不分解尿素。

四、药物敏感性试验

弯曲菌感染大多呈轻症和自限性,一般不需特异性治疗。体外试验显示,绝大多数弯曲菌对头孢菌素和青霉素耐药,环丙沙星治疗弯曲菌感染非常有效,但近年来也出现了不少耐药菌株。空肠弯曲菌和大肠弯曲菌能产生 β-内酰胺酶,对阿莫西林、氨苄西林和替卡西林等 β-内酰胺类抗生素耐药;对大环内酯类、喹诺酮类、氨基糖苷类、氯霉素、呋喃妥因和四环素等药物敏感,但近年来耐喹诺酮类药物的耐药菌株在不断增加。空肠弯曲菌通常对红霉素敏感,其耐药率小于 5%,用红霉素治疗空肠弯曲菌肠炎的效果较好;而 80% 以上的大肠弯曲菌对红霉素耐药。胎儿弯曲菌引起的全身感染可用红霉素、氨苄西林、氨基糖苷类和氯霉素治疗。

第二节　螺杆菌检验

螺杆菌属也是一类微需氧的革兰氏阴性螺形杆菌。最早根据其形态染色、培养条件、生长特征、生活环境等归于弯曲菌,但近年来根据其超微结构(螺旋与胞周纤维)、酶活性、脂肪酸序列、生长特性等的不同,尤其是该菌属 16 SrRNA 与弯曲菌属存在的巨大区别,将其从弯曲菌属中划分出来而成立一个新的螺杆菌属。其中与人关系最密切的是幽门螺杆菌。1983 年澳大利亚学者 Marshall 和 Warren 首次从胃病患者的胃黏膜中分离出该菌,并随后提出该菌是人类胃炎、十二指肠溃疡和胃溃疡的重要病原菌。在发现这种细菌之前,医学界认为正常胃里细菌是不能存活的,并且认为消化性疾病是非感染性疾病,此发现使得原本慢性的、经常无药可救的胃炎、胃溃疡等可用抗生素和一些其他药物进行治疗。Marshall 和 Warren 因该发现获得 2005 年度诺贝尔医学生理学奖。

一、生物学特性

幽门螺杆菌为革兰氏阴性,呈海鸥状、S 或弧形的螺杆状细菌。大小为 $(2.5\sim4.0)\mu m \times (0.5\sim1.0)\mu m$。运动活泼,菌体一端或两端可伸出 $2\sim6$ 条带鞘的鞭毛,长为菌体的 $1.0\sim1.5$ 倍,鞭毛在运动中起推进器作用,在定居过程中起锚住作用。延长培养时间,细菌会发生圆球体样的形态变化,包括两种类型,一种较大,在透射镜下可见稀疏的细胞质,细胞体积膨大,这种类型可能是一种退化型,在传代中不能再生;另一种小圆球体,透射电镜下可见电子密度较高的细胞质,且有完整的细胞膜,在合适的培养条件下能重新生长成繁殖体。

本菌为微需氧菌,在含 $5\%\sim8\%$ O_2、10% CO_2 和 85% N_2 的环境中稳定生长,在空气中和绝对无氧条件下均不能生长。从临床标本中分离的野生株在培养时均需要补充适当的 CO_2,同时培养环境中必须保持 95% 以上的相对湿度。幽门螺杆菌生长的最适 pH 为中性或弱碱性,最适生长温度为 37 ℃,25 ℃不生长,42 ℃少数生长,此与弯曲菌属明显不同。本菌营养要求较高,精氨酸、组氨酸、异亮氨酸、亮氨酸、甲硫氨酸、苯丙氨酸、缬氨酸是其必需氨基酸,某些菌株还需要丙氨酸或丝氨酸。缺乏葡萄糖时,幽门螺杆菌不能生长,但有适量葡萄糖和丙氨酸时能大大促进其生长,这说明葡萄糖可能仍然是幽门螺杆菌能量和碳源的重要来源之一。许多固体培养基都能用于幽门螺杆菌的分离培养,例如,哥伦比亚平板、心脑浸液平板、布氏平板和 M-H 平板等,但必须加入适量的全血(马、羊或人)或胎牛血清作为补充物。生长较为缓慢,通常需要 3～5 天甚至更长时间,其菌落呈两种形态,一为圆形孤立的小菌落,无色半透明呈露滴状,直径 0.5～1 mm,血平板上有轻度溶血;另一种沿接种线扩散生长,融合成片,扁平,无色半透明。为了避免兼性厌氧菌和霉菌等的过度生长,常需加入万古霉素、TMP、两性霉素、多黏菌素等组合抑菌剂。

二、致病物质与所致疾病

幽门螺杆菌的致病因素包括毒力因子、感染后引发机体的免疫反应、宿主胃环境等因素。前者包括细菌动力(鞭毛)、尿素酶(脲酶)和黏附素、细胞空泡毒素(VacA)以及细胞毒素相关基因 A 蛋白(CagA)等因子。幽门螺杆菌确切的致病机制尚不清楚,可能与下列机制有关:特殊的螺旋状和端鞭毛运动方式有助于幽门螺杆菌穿过胃黏膜表面的黏液层与胃黏膜上皮细胞接触;幽门螺杆菌具有高活性的胞外脲酶分解尿素,形成"氨云"和 CO_2,改变局部 pH,利于该菌定植于胃黏膜下层;氨的产生使黏液层离子发生变化,最后导致黏膜中的氢离子反向扩散,刺激胃泌素产生,损伤胃黏膜。

幽门螺杆菌的传播途径迄今仍不十分清楚,推测是经口感染。自然人群中幽门螺杆菌感染率是如此之高,因此人类应是幽门螺杆菌感染的主要传染源。某些猴类、鼬鼠、猫、狗等动物的胃中,亦曾分离到幽门螺杆菌,因此有人认为幽门螺杆菌感染也是动物源性传染病。

幽门螺杆菌为一高度适应于胃黏膜酸性环境的微需氧菌,定植于胃黏膜表面和黏膜层之间。自 Marshall 和 Warren 分离出该菌以来,大量研究表明它是胃炎、消化溃疡的主要致病因素,并且与胃黏膜相关性淋巴组织(MALT)淋巴瘤、胃癌的发生密切相关,世界卫生组织国际癌症研究机构已将其纳入一类致癌因子。幽门螺杆菌感染非常普遍,在人群中的感染率为 50%～80%,感染可持续数十年甚至终生,但其中只有大约 15% 的感染者发生疾病,其原因尚不十分清楚,估计与幽门螺杆菌不同亚型的毒力以及宿主的遗传因素差异有关。

三、微生物学检验

(一)标本采集

多部位采集胃、十二指肠黏膜标本,标本要新鲜,保持湿润,置 2 mL 无菌等渗盐水中保存,在运送途中不超过 3 小时,在 4 ℃下最多保存 5 小时。流行病学调查和检测治疗效果时可取血清检查。

（二）直接显微镜检查

1.直接镜检

取胃、十二指肠黏膜活检标本作革兰氏染色或 Giemsa 染色，在油镜下查找细长弯曲或呈海鸥展翅状排列的菌体。由于涂片是在幽门螺杆菌定植部位的黏膜进行观察，阳性率很高，且对治疗后残留少量的幽门螺杆菌也可作出诊断，因此是简便、实用、准确和较快速的诊断方法。

2.组织学检查

在对活检标本进行病理组织学观察时，可同时进行特殊染色作细菌学检查。常规组织学检查的 HE 染色因幽门螺杆菌与黏膜或胞质对比较差，阳性率低。可行 Warthin-Starry 银染色、Giemsa染色、甲苯胺蓝染色、石炭酸复红染色等。

（三）分离培养

本菌的细菌学培养通常不如组织学检查的敏感率高，但若要进行药敏试验和流行病学调查，培养还是必不可少的。用选择性和非选择性培养基同时分离该菌可提高敏感性。用含 5% 绵羊血的布氏平板或加入 7% 马血的心脑浸液作为非选择性培养基，用改良的 Skirrow 平板（加入万古霉素 10 mg/L、两性霉素 B 10 mg/L、甲氧苄啶 5 mg/L）作为选择性培养基，在含 $5\%\sim8\%$ O_2、10% CO_2、85% N_2 的微需氧环境中 37 ℃孵育 $3\sim5$ 天，长出细小、灰白色、半透明、不溶血的菌落。

（四）鉴定

幽门螺杆菌的主要特征：革兰氏阴性，呈海鸥状、S 形或弧形；微需氧，35 ℃生长，43 ℃、25 ℃不生长；脲酶强阳性、氧化酶、过氧化氢酶和碱性磷酸酶阳性；对萘啶酸耐药、头孢噻吩敏感；在 1%甘油和1%胆盐中不生长。对大多数常用于鉴定肠杆菌科细菌的经典试验不起反应。

（五）血清学诊断

用 ELISA 法直接检测幽门螺杆菌的菌体抗原或血清中抗体，具有快速、简便、取材方便、无侵入性及成本低的优点，但敏感性和特异性尚有待提高。菌体抗原检测用酶抗体法将粪便中幽门螺杆菌蛋白作为抗原，对有否幽门螺杆菌感染进行检测。抗体检查主要是检测幽门螺杆菌感染后血清中存在的 IgG。常用的方法主要有酶联免疫吸附法、免疫印迹技术、胶乳凝集试验等。

(六)其他诊断方法

1.活检组织快速尿素酶试验

取一小块新鲜活检标本置于含尿素的培养基中或试剂条内,由于幽门螺杆菌产生大量的细胞外尿素酶(相当于普通变形杆菌的 20～70 倍),可分解尿素产大量的氨,使培养基 pH 升高,指示剂变色,能在 5～30 分钟内检测出幽门螺杆菌。这是一种简便实用、快速灵敏且较为准确的检测幽门螺杆菌方法,适合胃镜检查的患者。

2.^{13}C 或 ^{14}C 标记尿素呼气试验(UBT)

利用幽门螺杆菌产生的脲酶可分解尿素释放 CO_2 的特点,受检者服用 ^{13}C 或 ^{14}C 标记的尿素,经脲酶作用产生带同位素的 CO_2,然后随血流到达肺部,并呼出。测定患者服用尿素前后呼气中带有的含同位素的 CO_2 量,就可判断是否有幽门螺杆菌感染。该方法敏感性与特异性均很好,只是 ^{13}C 检测需要特殊的质谱仪,价格昂贵,而检测 ^{14}C 相对幽门螺杆菌脲酶试验简单,但其又具有放射性的危害。

对幽门螺杆菌感染的诊断较为复杂,目前国内共识以下方法检查结果阳性者可诊断幽门螺杆菌现症感染:①胃黏膜组织 RUT、组织切片染色、幽门螺杆菌培养三项中任一项阳性;②^{13}C-或^{14}C-UBT 阳性;③粪便幽门螺杆菌抗原检测(单克隆法)阳性;④血清幽门螺杆菌抗体检测阳性提示曾经感染,从未治疗可视为现症感染。

四、药物敏感性试验

目前还没有法定的参照方法用于检测幽门螺杆菌的药物敏感性,但多数学者采用琼脂稀释法作为参考标准。幽门螺杆菌对多黏菌素、三甲氧苄啶、磺胺、万古霉素和萘啶酸天然耐药。在体外药敏试验中,幽门螺杆菌对许多抗生素都很敏感,但体内用药效果并不满意,主要因为幽门螺杆菌寄生在黏液层下的胃上皮细胞表面,抗生素不能渗入胃黏膜深层。由于单用一种药物对幽门螺杆菌的疗效差,一般建议 2 种或 3 种药物合用,以提高疗效。临床上治疗幽门螺杆菌的药物有阿莫西林、甲硝唑、克拉霉素、四环素、呋喃唑酮等,具体治疗方案采用铋剂加两种抗生素,对于溃疡患者可应用质子泵抑制剂加一种抗生素或 H_2 受体拮抗剂加两种抗生素,连续治疗 2 周。由于幽门螺杆菌抗生素治疗方案的广泛应用,其耐药性问题也日益严重,因而药物的替换治疗及预防问题都值得重视和研究。

第三节 分枝杆菌检验

分枝杆菌属是一类细长或略带弯曲、为数众多（包括 54 个种）呈分支状生长的需氧杆菌。因其繁殖时呈分支状生长故称分枝杆菌。本属细菌的主要特点是细胞壁含有大量脂类，可占其干重的 60%，这与其染色性、抵抗力、致病性等密切相关。耐受酸和抗乙醇，一般不易着色，若经加温或延长染色时间而着色后，能抵抗 3% 盐酸乙醇的脱色作用，故又称抗酸杆菌。需氧生长，无鞭毛，无芽孢和荚膜。引起的疾病均为慢性，有肉芽肿病变的炎症特点。

分枝杆菌的种类较多，包括结核分枝杆菌、非结核分枝杆菌和麻风分枝杆菌。非结核分枝杆菌是一大群分枝杆菌的总称，与人类有关的非结核分枝杆菌主要有堪萨斯分枝杆菌、海分枝杆菌、瘰疬分枝杆菌、戈分枝杆菌、鸟分枝杆菌、蟾分枝杆菌、龟分枝杆菌、偶发分枝杆菌和耻垢分枝杆菌等。本属细菌无内外毒素，其致病性与菌体某些成分如索状因子、蜡质 D 及分枝菌酸有关。根据国际分枝杆菌分类研究组的方案将本属细菌分为三类，即缓慢生长菌、迅速生长菌和不能培养菌。

一、结核分枝杆菌

结核分枝杆菌简称结核杆菌，是引起人类和动物结核病的病原菌。目前已知在我国引起人类结核病的主要有人型和牛型结核分枝杆菌。

（一）生物学特性

1.形态与染色

结核分枝杆菌为细长或略带弯曲的杆菌，其大小 $(1\sim4)\mu m\times0.4\ \mu m$。在培养基中可呈球状或丝状，陈旧培养物或干酪化的淋巴结中可见到分枝状。抗酸染色时因菌体含有大量脂类而不易着色，无论是否经碘液处理，着色后均不易被盐酸乙醇脱色，所以使菌体呈红色。显微镜下常堆积成团、成束，排列无序，也有呈链状、索状者。革兰氏染色阳性，既往在组织中曾发现革兰氏阳性的非抗酸颗粒，接种动物可产生典型的结核病变，后被称为 Much 颗粒。金胺"O"等染色，在荧光显微镜下菌体可发生荧光。本菌无芽孢、无鞭毛，近年发现有荚膜。

2.培养特性

本菌专性需氧，在无氧条件下迅速死亡，在 $5\%\sim10\%\ CO_2$ 环境中可刺激其生长。烛缸不适合本菌培养,需用二氧化碳培养箱。培养温度适应范围较大,35～40 ℃均可生长,最适温度为 35～37 ℃。最适 pH 为 6.5～6.8。兼性胞内寄生菌,在细胞内外均可发育繁殖,强毒株可长期生存于巨噬细胞内。生长时还需适当的湿度。本菌生长缓慢,最快的分裂速度为 18 小时一代。在固体培养基上,一般需 2～6 周才能长出菌落。菌落呈干燥颗粒状,不透明,乳白色或米黄色,表面呈皱纹状,形似菜花。在液体培养基中生长较快,多为表面生长,形成菌膜,且干燥易碎而沉于管底。此种特性与菌体的疏水性有关。若在液体培养基中加入乳化剂聚山梨酯-80,则呈均匀分散生长。有毒力菌株在液体培养基中可呈索状生长,无毒株则无此现象。

结核分枝杆菌营养要求较高,必须在血清、卵黄、马铃薯、甘油以及某些无机盐类的特殊培养基上才能生长。但经多次传代或长期保存的菌种,也能在营养较简单的培养基中生长。

据报道少量铁质可促进结核分枝杆菌生长,铁质可使细菌产生分枝杆菌生长素。选择培养基加有抗微生物药物,以抑制标本中杂菌、真菌等污染菌的生长。常用的选择剂有结晶紫、孔雀绿、青霉素、萘啶酸、林可霉素、多黏菌素 B 等。

3.生化反应

各型结核杆菌均不发酵糖类,能产生过氧化氢酶,耐热触酶试验、聚山梨酯-80水解试验和耐热磷酸酶试验均为阴性,脲酶试验和中性红试验均为阳性。人型结核分枝杆菌烟酸试验、硝酸盐还原和烟酰胺酶试验均为阳性,借此可与牛型结核分枝杆菌鉴别。

(二)临床意义

1.致病性

结核分枝杆菌主要通过呼吸道、消化道和受损伤的皮肤侵入易感机体,引起多种组织器官的结核病,其中以通过呼吸道引起的肺结核最多见。肺部感染可分为原发性感染和继发性感染。肺外感染可发生在脑、肾、肠及腹膜等处。该菌不产生内毒素和外毒素和侵袭性酶。可在细胞内、外生长与大量繁殖,致病物质主要是荚膜、脂质、蛋白质。机体对菌体成分和其代谢产物引起免疫损伤以及变态反应,从而导致一系列组织学上的病理变化。

2.郭霍现象

结核的特异性免疫是通过结核分枝杆菌感染后所产生,试验证明,将有毒结核分枝杆菌纯培养物初次接种于健康豚鼠,不产生速发型变态反应,而经 10～14 天,局部逐渐形成肿块,继而坏死,溃疡,直至动物死亡。若在 8～12 周之前给动物接种减毒或小量结核分枝杆菌,第二次接种时则局部反应提前,于 2～3 天内发生红肿硬结,后有溃疡但很快趋于痊愈。此现象为 Koch 在 1891 年观察到的,故称为郭霍(Koch)现象。

3.结核菌素试验

利用Ⅳ型变态反应的原理,检测机体是否感染过结核杆菌。

(三)微生物检验

标本采集:根据感染部位的不同,可采集不同标本。结核患者各感染部位的标本中大多都混有其他细菌,为此应采取能抑制污染菌的方法。若作分离培养,必须使用灭菌容器,患者应停药 1～2 天后再采集标本。可采集痰、尿、粪便、胃液、胸腔积液、腹水、脑脊液、关节液、脓液等。

1.涂片检查

直接涂片包括以下几种。

(1)薄涂片:挑取痰或其他处理过的标本约 0.01 mL,涂抹于载玻片上,用萋-尼氏染色(热染法)或冷染色抗酸染色,镜检。报告方法:一指全视野(或 100 个视野)未找到抗酸菌;＋指全视野发现 3～9 个;＋＋指全视野发现 10～99 个;＋＋＋指每视野发现 1～9 个;＋＋＋＋指每视野发现 10 个以上(全视野发现 1～2 个时报告抗酸菌的个数)。

(2)厚涂片:取标本 0.1 mL,涂片,抗酸染色、镜检,报告方法同上。

(3)集菌涂片:主要方法有沉淀集菌法和漂浮集菌法。

(4)荧光显微镜检查法:制片同前。用金胺"O"染色,在荧光显微镜下分枝杆菌可发出荧光。

2.分离培养

(1)固体培养法:结核分枝杆菌的分离培养对于结核病的诊断、疗效观察及抗结核药物的研究均具有重要意义。培养前针对标本应做适当的前处理,如痰可做 4% H_2SO_4 或 4% NaOH 处理 20～30 分钟,除去杂菌再接种于罗氏培养基,37 ℃5%～10% CO_2 培养,定时观察,至 4～8 周。此方法可准确诊断结核杆菌。

(2)液体培养法:Bactec-460 半自动培养方法,Bact,Vitck-3D,全自动快速培养系统。

(3)噬菌体法。

3.基因快速诊断

PCR 反向膜探针杂交,DNA 探针,16S rRNA 基因序列测定,高效液相色谱监测分枝菌酸。简便快速、灵敏度高、特异性强。但需注意实验器材的污染问题,以免出现假阳性。

4.耐药性

结核杆菌对多种抗结核药物产生耐药性,对利福平耐药是由于 rpoB 的基因突变,链霉素耐药是和编码核糖体 S12 蛋白的 *rpsl* 基因发生突变以及编码16Sr RNA的 *rrs* 基因发生突变,异烟肼的耐药与过氧化氢酶和过氧化物酶的失活有关。

(四)治疗原则

利福平、异烟肼、乙胺丁醇、链霉素为第一线药物。利福平与异烟肼合用可以减少耐药的产生。对于严重感染,可用吡嗪酰胺与利福平及异烟肼联合使用。

二、非典型(非结核)分枝杆菌

分枝杆菌属中除结核杆菌和麻风杆菌以外,均称为非结核分枝杆菌或非典型分枝杆菌。因其染色性同样具有抗酸性亦称非结核抗酸菌,其中有 14~17 个非典菌种能使人类致病,可侵犯全身脏器和组织,以肺最常见,其临床症状、X 线所见很难与肺结核病区别,而大多数非典型菌对主要抗结核药耐药,故该菌的感染和发病已成为流行病学和临床上的主要课题,与发达国家一样,我国近年来发生率也有增高趋势。以第Ⅲ群鸟-胞内分枝杆菌和第Ⅳ群偶发分枝杆菌及龟分枝杆菌为多。

三、麻风分枝杆菌

麻风分枝杆菌简称麻风杆菌,是麻风病的病原菌。首先由 Hansen 于1937 年从麻风患者组织中发现。麻风分枝杆菌亦为抗酸杆菌,但较结核杆菌短而粗。抗酸染色着色均匀,呈束状或团状排列。为典型的胞内寄生菌,该菌所在的细胞胞质呈泡沫状称麻风细胞。用药后细菌可断裂为颗粒状、链状等,着色不均匀,叫不完整染色菌。革兰氏阳性无动力、无荚膜和芽孢。

麻风分枝杆菌是麻风的病原菌,麻风是一种慢性传染病,也是一种人畜共患病。早期主要损害皮肤、黏膜和神经末梢,晚期可侵犯深部组织和器官,此菌尚未人工培养成功,已用犰狳建立了良好的动物模型。本病在世界各地均有流行,尤以第三世界国家较为广泛。

麻风病根据机体的免疫、病理变化和临床表现可将多数患者分为瘤型,结核样型和界限类综合征。

治疗原则：早发现，早治疗。治疗药物主要有砜类、利福平、氯法齐明及丙硫异烟胺。一般采用两或三种药物联合治疗。

第四节　厌氧性细菌检验

一、概述

厌氧性细菌是一大群专性厌氧，必须在无氧环境中才能生长的细菌。主要可分为两大类，一类是有芽孢的革兰氏染色阳性厌氧梭菌，另一类是无芽孢的革兰氏阳性及革兰氏阴性球菌与杆菌。前一类因有芽孢，抵抗力强，在自然界（水、土等）、动物及人体肠道中广泛存在，并且能长期耐受恶劣的环境条件。一旦在适宜条件下即可出芽繁殖，产生多种外毒素，引起严重疾病。后一类则是人体的正常菌群，可与需氧菌、兼性厌氧菌共同存在于口腔、肠道、上呼吸道、泌尿生殖道等。这类无芽孢厌氧菌的致病性属条件致病性的内源性感染，在长期使用抗生素、激素、免疫抑制剂等发生菌群失调或机体免疫力衰退，或细菌进入非正常寄居部位才可致病。两类细菌都必须作厌氧培养以分离细菌，但细菌学诊断的价值却有所不同。1986 年版的《伯杰系统细菌学手册》的分类标准如下：①革兰氏染色特性；②形态；③鞭毛；④芽孢；⑤荚膜；⑥代谢产物等。以此为基础将主要厌氧菌归类如下：革兰氏阳性有芽孢杆菌、革兰氏阳性无芽孢杆菌、革兰氏阴性无芽孢杆菌、革兰氏阳性厌氧球菌、革兰氏阴性厌氧球菌。

厌氧性细菌是指在有氧条件下不能生长，在无氧条件下才能生长的一大群细菌。目前已知，与医学有关的无芽孢厌氧菌有 40 多个菌属，300 多个菌种和亚种；而有芽孢的厌氧菌只有梭菌属，包括 130 个种。

（一）生物学分类

据厌氧菌的生物学性状及代谢产物分析，将主要厌氧菌归类。

（二）据耐氧性分类

1.专性厌氧菌

专性厌氧菌是指在降低氧分压的条件下才能生长的细菌。又分为极度厌氧菌（氧分压＜0.5％，空气中暴露 10 分钟致死，如丁酸弧菌）和中度厌氧菌（氧分压为 2%～8%,空气中暴露 60～90 分钟能生存,如大多数人类致病厌氧菌)。

2.微需氧菌

能在含 5%～10% CO_2 空气中的固体培养基表面生长的细菌,如弯曲菌属。

3.耐氧菌

其耐氧程度刚好能在新鲜配制的固体培养基表面生长。一旦生长,暴露数小时仍不死亡,如第三梭菌、溶组织梭菌。

厌氧菌是人体正常菌群的组成部分,在人体内主要聚居于肠道,其数量比需氧菌还多,每克粪中高达 10^{12} 个,其中最多的是类杆菌。

二、厌氧菌感染

(一)厌氧菌在正常人体的分布及感染类型

1.厌氧菌在正常人体的分布

厌氧菌分布广泛,土壤、沼泽、湖泊、海洋、污水、食物以及人类和动物体都有它的存在。正常人的肠道、口腔、阴道等处均有大量的厌氧菌寄居,其中肠道中的厌氧菌数量是大肠埃希菌的 1 000～10 000 倍。此外,人体皮肤、呼吸道、泌尿道也有厌氧菌分布。正常情况下,寄居于人体的正常菌群与人体保持一种平衡状态,不致病。一旦环境或机体的改变导致了这种平衡的改变,将会导致厌氧菌的感染。

2.外源性感染

梭状芽孢杆菌属引起的感染,其细菌及芽孢来源于土壤、粪便和其他外界环境。

3.内源性感染

无芽孢厌氧菌大多数是人体正常菌群,属于条件致病菌,在一定条件下可引起感染,一般不在人群中传播。

(二)临床意义

由厌氧菌引起的人类感染在所有的感染性疾病中占有相当大的比例,有些部位的感染如脑脓肿、牙周脓肿和盆腔脓肿等 80% 以上是由厌氧菌引起的。其中部分系厌氧菌单独感染,大部分系与需氧菌混合感染。

1.厌氧菌感染的条件

(1)组织缺氧或氧化还原电势降低,如组织供血障碍、大面积外伤、刺伤。

(2)机体免疫功能下降,如接受免疫抑制剂治疗、抗代谢药物治疗、放射治疗、化学药物治疗的患者以及糖尿病患者、慢性肝炎患者、老年人、早产儿等均易并发厌氧菌感染。

（3）某些手术及创伤，如开放性骨折、胃肠道手术、生殖道手术以及深部刺伤等易发生厌氧菌感染。

（4）长期应用某些抗菌药物，如氨基糖苷类、头孢菌素类、四环素类等，可诱发厌氧菌感染。

（5）深部需氧菌感染，需氧菌生长可消耗环境中的氧气，为厌氧菌生长提供条件，从而导致厌氧菌合并感染。

2.厌氧菌感染的临床指征

（1）感染组织局部产生大量气体，造成组织肿胀和坏死，皮下有捻发感，是产气荚膜梭菌所引起感染的特征。

（2）发生在口腔、肠道、鼻咽腔、阴道等处的感染，易发生厌氧感染。

（3）深部外伤如枪伤后，以及动物咬伤后的继发感染，均可能是厌氧菌感染。

（4）分泌物有恶臭或呈暗血红色，并在紫外光下发出红色荧光，均可能是厌氧菌感染。分泌物或脓肿有硫黄样颗粒，为放线菌感染。

（5）分泌物涂片经革兰氏染色，镜检发现有细菌，而培养阴性者，或在液体及半固体培养基深部生长的细菌，均可能为厌氧菌感染。

（6）长期应用氨基糖苷类抗生素无效的病例，可能是厌氧菌感染。

（7）胃肠道手术后发生的感染。

（8）常规血培养阴性的细菌心内膜炎、并发脓毒症血栓性静脉炎、伴有黄疸的菌血症等，应考虑可能有厌氧菌感染。

三、厌氧菌标本的采集与送检

标本采集与送检必须注意两点：标本绝对不能被正常菌群所污染；应尽量避免接触空气。

（一）采集

用于厌氧菌培养的标本不同于一般的细菌培养，多采用特殊的采集方法，如针筒抽取等。应严格无菌操作，严禁接触空气。

采集深部组织标本时，需用碘酒消毒皮肤用注射器抽取，穿刺针头应准确插入病变部位深部，抽取数毫升即可，抽出后可排出一滴标本于乙醇棉球上。若病灶处标本量较少，则可先用注射器吸取 1 mL 还原性溶液或还原性肉汤，然后再抽取标本。

在紧急情况下，可用棉拭取材，并用适合的培养基转送。厌氧培养最理想的检查材料是组织标本,因厌氧菌在组织中比在渗出物中更易生长。

标本送到实验室后,应在 20～30 分钟内处理完毕,至迟不超过 2 小时,以防止标本中兼性厌氧菌过度繁殖而抑制厌氧菌的生长。如不能及时接种,可将标本置室温保存(一般认为,冷藏对某些厌氧菌有害,而且在低温时氧的溶解度较高)。

(二)标本送检

1.针筒运送

一般用无菌针筒抽取标本后,排尽空气,针头插入无菌橡皮塞,以隔绝空气,立即送检。这种方法多用于液体标本的运送,如血液、脓液、胸腔积液、腹水、关节液等。

2.无菌小瓶运送

一般采用无菌的青霉素小瓶,瓶内加一定量的培养基和少量氧化还原指示剂,用橡皮盖加铝盖固定密封,排除瓶内空气,充以 CO_2 气体。同时先观察瓶内氧化还原指示剂的颜色,以判断瓶内是否为无氧环境,如合格将用无菌注射器将液体标本注入瓶中即可。

3.棉拭子运送

一般不采用棉拭子运送,如果使用该方法,一定使用特制运送培养基,确保无氧环境,不被污染,快速送检。

4.厌氧罐或厌氧袋运送

将厌氧罐或厌氧袋内装入可有效消耗氧气的物质,确保无氧环境。该方法一般用于运送较大的组织块或床边接种的培养皿等。

四、厌氧菌的分离与鉴定

(一)直接镜检

根据形态和染色性,结合标本性状与气味,初步对标本中可能有的细菌作出估计。

(二)分离培养

主要分初代培养和次代培养两个阶段,其中初代培养相对比较困难,关键的问题就是厌氧环境和培养基的选择。初代培养的一般原则如下:①先将标本涂片染色直接镜检,指导培养基的选择。②尽量选用在厌氧菌中覆盖面宽的非选择性培养基。③最好多选 1～2 种覆盖面不同的选择性培养基。④尽量保证培养基新鲜。⑤要考虑到微需氧菌存在的可能。

1.选用适当的培养基接种

应接种固体和液体两种培养基。

(1)培养基的使用应注意下列各点:①尽量使用新鲜培养基,2～4小时内用完。②应使用预还原培养基,预还原24～48小时更好。③可采用预还原灭菌法制作的培养基(用前于培养基中加入还原剂,如L-半胱氨酸、硫乙醇酸钠、维生素C及葡萄糖等,尽可能使预还原剂处于还原状态)。④液体培养基应煮沸10分钟,以驱除溶解氧,并迅速冷却,立即接种。⑤培养厌氧菌的培养基均应营养丰富,并加有还原剂与生长刺激因子(血清、维生素K、氯化血红素、聚山梨酯-80等)。

(2)培养基的选择,初次培养一般都使用选择培养基和非选择培养基。①非选择培养基:本培养基使分离的厌氧菌不被抑制,几乎能培养出所有的厌氧菌。常使用心脑浸液琼脂、布氏琼脂、胰豆胨肝粉琼脂、胰胨酵母琼脂、CDC厌氧血琼脂等。②选择培养基:为有目的选择常见厌氧菌株,以便尽快确定厌氧的种类。常用的有KVLB血平板(即上述非选择培养基中加卡那霉素和万古霉素),KVLB冻溶血平板,以利产黑素类杆菌早期产生黑色素,七叶苷胆汁平板(BBE,用于脆弱类杆菌),FS培养基(梭杆菌选择培养基),ES培养基(优杆菌选择培养基);BS培养基(双歧杆菌选择培养基);卵黄及兔血平板(用于产气荚膜梭菌);VS培养基(用于韦荣球菌);CCFA培养基(艰难梭菌选择培养基)等。

2.分别培养

每份标本至少接种3个血平板,分别置于有氧,无氧及5%～10% CO_2 环境中培养,以便正确地培养出病原菌,从而判断其为需氧菌、兼性厌氧菌、微需氧菌或厌氧菌中的哪一类。

3.厌氧培养法

(1)厌氧罐培养法:在严密封闭的罐子内,应用物理或化学的方法造成无氧环境进行厌氧培养。常用冷触媒法、抽气换气法、钢沫法和黄磷燃烧法。

(2)气袋法:利用气体发生器产生二氧化碳和氢气,后者在触媒的作用下与罐内的氧气结合成水,从而造成无氧环境。

(3)气体喷射法:又称转管法、本法系从培养基的制备到标本的接种直至进行培养的全过程,均在二氧化碳的不断喷射下进行。本法的关键是必须有无氧 CO_2。

(4)厌氧手套箱培养法:是迄今厌氧菌培养的最佳仪器之一,该箱由手套操作箱与传递箱两部分组成,前者还附有恒温培养箱,通过厌氧手套箱可进行标本接种、培养和鉴定等全过程。

(5)其他培养法:平板焦性没食子酸法;生物耗氧法;高层琼脂培养法。

4.厌氧状态的指示

亚甲蓝和刃天青。无氧时均呈白色,有氧时亚甲蓝呈蓝色,刃天青呈粉红色。

5.分离培养厌氧菌失败的原因

培养前未直接涂片和染色镜检;标本在空气中放置太久或接种的操作时间过长;未用新鲜配制的培养基;未用选择培养基;培养基未加必要的补充物质;初代培养应用了硫乙醇酸钠;无合适的厌氧罐或厌氧装置漏气;催化剂失活;培养时间不足;厌氧菌的鉴定材料有问题。

6.鉴定试验

可根据厌氧菌的菌体形态、染色反应、菌落性状以及对某些抗生素的敏感性作出初步鉴定。最终鉴定则要进行生化反应及终末代谢产物等项检查。

(1)形态与染色:可为厌氧菌的鉴定提供参考依据。

(2)菌落性状:不同的厌氧菌其菌落形态和性质不同。梭菌的菌落特点是形状不规则的,而无芽孢厌氧菌多呈单个的圆形小菌落。色素、溶血特点以及在紫外线下产生荧光的情况也可以作为厌氧菌鉴定的参考依据。

(3)抗生素敏感性鉴定试验:常用的抗生素有卡那霉素及甲硝唑。卡那霉素可用于梭杆菌属与类杆菌属的区分,甲硝唑用于厌氧菌与非厌氧菌的区分。

(4)生化特性:主要包括多种糖发酵试验、吲哚试验、硝酸盐还原试验、触酶试验、卵磷脂酶试验、脂肪酸酶试验、蛋白溶解试验、明胶液化试验、胆汁肉汤生长试验以及硫化氢试验等。目前有多种商品化的鉴定系统可以使用。

(5)气-液相色谱:可以利用该技术来分析厌氧菌的终末代谢产物,已成为鉴定厌氧菌及其分类的比较可靠的方法。

五、常见厌氧菌

(一)破伤风杆菌

1.生物学性状

(1)形态与染色:本菌细长,有周鞭毛,无荚膜。芽孢在菌体顶端,呈圆形,使整个细菌体呈鼓槌状。早期培养物为革兰氏阳性,培养 48 小时后,尤其是芽孢形成后,易转变为革兰氏阴性。

(2)培养特性:为专性厌氧菌,在普通培养基上不易生长。可在血平板上生长,37 ℃48 小时形成扁平、灰白色、半透明、边缘不齐的菌落。

（3）生化反应:本菌一般不发酵糖类,能液化明胶,产生硫化氢,多数菌株吲哚阳性,不还原硝酸盐,对蛋白质有微弱的消化作用。

（4）抗原构造:本菌有菌体抗原和鞭毛抗原。菌体抗原无型特异性,而鞭毛抗原有型特异性。根据鞭毛抗原不同,可分为 10 个血清型。各型菌所产生的毒素的生物活性与免疫活性均相同,可被任何型的抗毒素中和。

（5）抵抗力:繁殖体的抵抗力与其他细菌相似,但芽孢体抵抗力非常强。

2.微生物检验

破伤风的临床表现典型,根据临床症状即可作出诊断,所以一般不做细菌学检查。

（1）特殊需要时,可从病灶处取标本涂片,革兰氏染色镜检。

（2）需要培养时,将标本接种于疱肉培养基培养。

（3）也可进行动物试验。

3.临床意义

本菌可引起人类破伤风,对人类的致病因素主要是它产生的外毒素。细菌不入血,但在感染组织内繁殖并产生毒素,其毒素入血引起相应的临床表现,本菌产生的毒素对中枢神经系统有特殊的亲和力,主要症状为骨骼肌痉挛。

4.治疗原则

（1）正确处理创口,包括清创、扩创等,防止厌氧微环境。

（2）可以尽早注射破伤风抗毒素,也可同时给予类毒素。在注射抗毒素前应做皮试。

（3）采用四环素、红霉素等进行抗感染治疗。

(二)产气荚膜梭菌

1.生物学性状

（1）形态与染色:产气荚膜梭菌为革兰氏阳性粗大杆菌,芽孢呈椭圆形,次极端。体内不形成芽孢,在体外培养也很少形成芽孢,只有在无糖培养基上方可形成。在机体内可形成明显的荚膜。

（2）培养特性:厌氧但不十分严格。20～50 ℃均能旺盛生长,最适温度为45 ℃。在血平板上,多数菌株有双层溶血环。本菌代谢活跃,可分解多种糖类,产酸产气,能液化明胶,在疱肉培养基中,可分解肉渣中的糖类而产生大量气体。在牛乳培养基中能分解乳糖产酸,使酪蛋白凝固,同时产生大量气体,出现"汹涌发酵"现象。

(3)分型:根据其产生的毒素,大体可将产气荚膜梭菌分成 5 个型别(A、B、C、D、E),对人类致病的主要为 A 型。

2.微生物检查

(1)直接涂片镜检:在创口深部取材涂片,革兰氏染色镜检,这是极有价值的快速诊断方法。

(2)分离培养及鉴定:可取坏死组织制成悬液,接种于血平板或疱肉培养基中,厌氧培养,取培养物涂片镜检,利用生化反应进行鉴定。

3.临床意义

本菌可产生外毒素及多种侵袭酶类,外毒素以 α 毒素为主,本质为卵磷脂酶;还可产生透明质酸酶、DNA 酶等。本菌主要可引起气性坏疽及食物中毒等,气性坏疽多见于战伤,也可见于工伤造成的大面积开放性骨折及软组织损伤等。患者表现为局部组织剧烈胀痛,局部严重水肿,水气夹杂,触摸有捻发感,并产生恶臭。病变蔓延迅速,可引起毒血症、休克甚至死亡。某些 A 型菌株产生的肠毒素,可引起食物中毒,患者表现为腹痛、腹泻,1～2 天可自愈。

4.治疗原则

对感染局部应及时处理,包括扩创,冲洗,切除坏死组织。尽早使用多价抗毒素血清,同时用大剂量青霉素杀灭病原菌。青霉素为首选抗生素,万古霉素为次选抗生素。

(三)肉毒梭菌

1.生物学性状

肉毒梭菌为革兰氏阳性短粗杆菌,芽孢呈椭圆形,粗于菌体,位于次极端,使细菌呈汤匙状或网球拍状。严格厌氧,可在普通琼脂平板和血平板上生长。根据所产生毒素的抗原性不同,肉毒梭菌可分为 8 个型,引起人类疾病的以 A、B 型最为常见。肉毒梭菌芽孢体抵抗力很强。肉毒毒素对酸的抵抗力比较强,可在胃液 24 小时不被破坏,可被胃吸收。但肉毒毒素不耐热,煮沸 1 分钟即可被破坏。肉毒毒素的毒性比氰化钾强 1 万倍,对人的致死量为 $0.1～1.0\ \mu g$。

2.微生物检验

(1)分离培养与鉴定:在怀疑为婴儿肉毒病的粪便中检出本菌,并证实其是否产生毒素,诊断意义较大。

(2)毒素检测:可取培养滤液或悬液上清注射小鼠腹腔,观察动物出现的中毒症状。

3.临床意义

本菌主要可引起食物中毒,属单纯性毒性中毒,并非细菌感染。临床表现与其他食物中毒不同,胃肠症状很少见,主要表现为某些部位的肌肉麻痹,重者可死于呼吸困难与衰竭。本菌还可以引起婴儿肉毒病,一岁以下婴儿肠道内缺乏拮抗肉毒梭菌的正常菌群,可因食用被肉毒梭菌芽孢污染的食品后,芽孢在盲肠部位定居,繁殖后产生毒素,引起中毒。

4.治疗原则

尽早诊断,迅速注射 A、B、E 三型多价抗毒素,同时进行对症治疗。

(四)艰难梭菌

1.生物学性状

艰难梭菌为革兰氏阳性粗长杆菌,有鞭毛,次极端有卵圆形芽孢,芽孢可在外环境存活数周至数月,分离困难,需要特殊培养基。

2.微生物检验

由于本菌的分离培养困难,所以在临床上一般不采用分离培养病原菌的方法,可通过临床表现及细胞毒素试验阳性检测来进行诊断。在 CCFA (cycloserine cefoxitin fructose-agar)平板上的菌落,黄色,粗糙型,脂酶,卵磷脂酶阴性。在紫外线照射下呈黄绿色荧光。

3.临床意义

本菌可产生 A、B 两种毒素,毒素 A 为肠毒素,可使肠壁出现炎症,细胞浸润,肠壁通透性增加,出血及坏死。毒素 B 为细胞毒素,损害细胞骨架,致细胞固缩坏死,直接损伤肠壁细胞,因而导致腹泻及假膜形成。本菌感染与大量使用抗生素有关,如阿莫西林、头孢菌素和克林霉素等,其中以克林霉素尤为常见。艰难梭菌所致假膜性肠炎,患者表现为发热、粪便呈水样,其中可出现大量白细胞,重症患者的水样便中可出现地图样或斑片状假膜。这些症状一般可在使用有关抗生素一周后突然出现。

4.治疗原则

及时调整或停止相关抗生素的使用,尤其是那些广谱抗生素。可以用万古霉素加甲硝唑进行抗感染治疗。

六、无芽孢厌氧菌

(一)主要种类及生物学性状

无芽孢厌氧菌共有 23 个属,与人类疾病相关的主要有 10 个属。

1.革兰氏阴性厌氧杆菌有 8 个属

类杆菌属中的脆弱类杆菌最为重要。形态呈多形性,有荚膜。除类杆菌在培养基上生长迅速外,其余均生长缓慢。

2.革兰氏阴性厌氧菌有 3 个属

其中以韦荣菌属最重要。为咽喉部主要厌氧菌,但在临床厌氧菌分离标本中,分离率小于 1%,且为混合感染菌之一。其他革兰氏阴性球菌极少分离到。

3.革兰氏阳性厌氧菌有 5 个属

其中有临床意义的是消化链球菌属,主要寄居在阴道。本菌属细菌生长缓慢,培养需 5～7 天。

4.革兰氏阳性厌氧杆菌有 7 个属

其中以下列 3 个属为主。

(1)丙酸杆菌属:小杆菌,无鞭毛,能在普通培养基上生长,需要 2～5 天,与人类有关的有 3 个种,以痤疮丙酸杆菌最为常见。

(2)双歧杆菌:呈多形性,有分枝,无动力,严格厌氧,耐酸。29 个种中有 10 个种与人类有关,其中只有齿双歧杆菌与龋齿和牙周炎有关。其他种极少从临床标本中分离到。

(3)优杆菌属:单一形态或多形态,动力不定,严格厌氧,生化反应活泼,生长缓慢,常需培养 7 天,最常见的是迟钝真杆菌。

(二)微生物检验

要从感染灶深部采取标本。最好是切取感染灶组织或活检标本,立即送检。

1.直接涂片镜检

将采集的标本直接涂片染色镜检,观察细菌形态、染色及菌量,为进一步培养以及初步诊断提供依据。

2.分离培养与鉴定

分离培养是鉴定无芽孢厌氧菌感染的关键步骤。标本应立即接种相应的培养基,最常用的培养基是以牛心脑浸液为基础的血平板。置 37 ℃厌氧培养 2～3 天,如无菌生长,继续培养 1 周。如有菌生长则进一步利用有氧和无氧环境分别传代培养,证实为专性厌氧菌后,再经生化反应进行鉴定。

(三)临床意义

无芽孢厌氧菌是一大类寄生于人体的正常菌群,引起的感染均为内源性感染,在一定的致病条件下,可引起多种人类感染。所致疾病有以下几种。

1.败血症

败血症主要由脆弱类杆菌引起,其次为革兰氏阳性厌氧球菌。

2.中枢神经系统感染

中枢神经系统感染主要由革兰氏阴性厌氧杆菌引起,常可引起脑脓肿。

3.口腔与牙齿感染

口腔与牙齿感染主要由消化链球菌、产黑素类杆菌等引起。

4.呼吸道感染

呼吸道感染主要由普雷沃菌属、坏死梭杆菌、核梭杆菌、消化链球菌和脆弱类杆菌引起。

5.腹部和会阴部感染

腹部和会阴部感染主要由脆弱类杆菌引起。

6.女性生殖道感染

女性生殖道感染主要由消化链球菌属、普雷沃菌属和卟啉单胞菌等引起。

7.其他

无芽孢厌氧菌尚可引起皮肤和软组织感染、心内膜炎等。

(四)治疗原则

(1)正确处理感染灶,包括清洗伤口,去除坏死组织和异物、引流等。

(2)合理使用抗生素进行抗感染治疗。

七、厌氧球菌

在临床标本中检出的厌氧菌约有 1/4 为厌氧球菌。其中与临床有关的有革兰氏阳性黑色消化球菌和消化链球菌属及革兰氏阴性的韦荣球菌属。

(一)黑色消化球菌临床意义

黑色消化球菌通常寄生在人的体表及与外界相通的腔道中,是人体正常菌群的成员之一。本菌可引起人体各部组织和器官的感染(肺部、腹腔、胸膜、口腔、颅内、阴道、盆腔、皮肤和软组织等)。常与其他细菌混合感染,也可从阑尾炎、膀胱炎、腹膜炎以及产后败血症的血中分离出来。

(二)消化链球菌属临床意义

在《伯杰氏系统细菌学手册》1986 年第 2 卷中把消化链球菌属分成厌氧消化链球菌、不解糖消化链球菌、吲哚消化链球菌、大消化链球菌、微小消化链球菌等共 9 个菌种。本菌在临床标本中以厌氧消化链球菌最常见。产生消化链球菌则很少见。消化链球菌可引起人体各部组织和器官的感染,又以混合感染多见。

(三)韦荣球菌属临床意义

韦荣球菌属有小韦荣球菌和产碱韦荣球菌两个种。它们都是口腔、咽部、胃肠道及女性生殖道的正常菌群。大多见于混合感染,致病力不强,小韦荣氏球菌常见于上呼吸道感染中,而产碱韦荣球菌则多见于肠道感染。

八、厌氧环境的指示

(一)化学法

亚甲蓝指示剂或刃天青指示剂。

(二)微生物法

专性需氧菌。

参 考 文 献

［1］耿鑫金.现代医学检验技术与临床应用［M］.长春:吉林科学技术出版社,2020.

［2］李明洁.实用临床检验［M］.沈阳:沈阳出版社,2020.

［3］王钦.现代医学检验学诊断应用［M］.昆明:云南科技出版社,2018.

［4］秦静静.现代医学检验技术［M］.哈尔滨:黑龙江科学技术出版社,2020.

［5］吴文菊.医学检验基础与临床应用［M］.北京:科学技术文献出版社,2019.

［6］李杰.医学检验技术与临床应用研究［M］.沈阳:辽宁科学技术出版社,2020.

［7］刘爱民.实用临床检验诊断学［M］.长春:吉林科学技术出版社,2018.

［8］徐莉.现代临床检验诊断技术［M］.天津:天津科学技术出版社,2018.

［9］王海晏.现代检验技术与应用［M］.北京:金盾出版社,2020.

［10］许新村.现代检验医学与检验技术［M］.北京:中国纺织出版社,2019.

［11］梁淑慧.现代医学检验技术与新进展［M］.北京:科学技术文献出版社,2020.

［12］曹毅.现代检验技术与应用［M］.长春:吉林科学技术出版社,2019.

［13］安倍莹.现代医学检验技术与临床应用［M］.沈阳:沈阳出版社,2019.

［14］王波.现代检验学基础［M］.天津:天津科学技术出版社,2020.

［15］杨春霞.临床检验技术［M］.长春:吉林科学技术出版社,2019.

［16］赵秋梅.现代医学检验学与临床应用［M］.天津:天津科学技术出版社,2019.

［17］杨学惠.现代检验技术及临床应用［M］.北京:科学技术文献出版社,2020.

［18］朱磊.现代检验与临床［M］.天津:天津科学技术出版社,2018.

［19］别俊.现代检验技术与应用［M］.长春:吉林科学技术出版社,2019.

［20］冯善丽.实用常见病临床检验［M］.哈尔滨:黑龙江科学技术出版社,2020.

［21］周璐.检验学基础与应用［M］.北京:科学技术文献出版社,2019.

[22] 刘继国.现代临床检验技术与应用[M].天津:天津科学技术出版社,2019.

[23] 隋振国.医学检验技术与临床应用[M].北京:中国纺织出版社,2019.

[24] 王均梅.现代医学检验技术与应用[M].北京:科学技术文献出版社,2019.

[25] 伦永志.现代医学检验进展[M].厦门:厦门大学出版社,2018.

[26] 王瑾.精编现代临床检验技术[M].北京:科学技术文献出版社,2019.

[27] 李兰.现代检验诊断与新技术应用[M].长春:吉林科学技术出版社,2019.

[28] 马素莲.临床检验与诊断[M].沈阳:沈阳出版社,2020.

[29] 徐燕.现代临床检验医学[M].北京:科学技术文献出版社,2018.

[30] 殷立奎,刘建华,刘彩欣.现代临床检验技术[M].南昌:江西科学技术出版社,2018.

[31] 连福炜.现代临床检验与技术[M].天津:天津科学技术出版社,2020.

[32] 刘卫霞.现代检验技术与临床诊断[M].北京:科学技术文献出版社,2020.

[33] 李梅.现代检验学基础与临床[M].武汉:湖北科学技术出版社,2018.

[34] 刘元元.现代医学检验新进展[M].哈尔滨:黑龙江科学技术出版社,2020.

[35] 孙玉鸿,郭宇航.医学检验与临床应用[M].北京:中国纺织出版社,2020.

[36] 马燕.临床检验中影响尿液检验结果的相关因素分析[J].中国医药指南,2021,19(15):112-114.

[37] 李会荣.临床检验中影响尿液检验的因素分析[J].当代医学,2021,27(14):148-149.

[38] 程义新.糖化血红蛋白测定在糖尿病诊断中的临床意义分析[J].糖尿病新世界,2021,24(2):49-51.

[39] 刘彦红.阴道分泌物对尿常规临床检验结果的影响研究[J].中国药物与临床,2021,21(5):848-849.

[40] 张霞,周璐,王晓飞,等.临床检验标本不合格原因分析及改进措施[J].医学检验与临床,2021,32(5):60-62.